Congrès Régional Antituberculeux

DE SAINT-BRIEUC

Sous le Patronage du Comité national de Défense contre
la Tuberculose et de la Commission américaine
pour la Prévention de la Tuberculose
en France.

(29-30 septembre et 1er octobre)

1922

———o———

I

RAPPORTS

SAINT-BRIEUC
IMPRIMERIE MODERNE (ass. coop. ouv.)
9 bis, *rue Saint-Benoît.*
—
1922

Avant-projet pour la création d'une Fédération des œuvres de lutte contre la tuberculose dans les départements de l'ouest de la France.

PAR M. LE DOCTEUR PIERRE EVEN,
député des Côtes-du-Nord.

Au congrès régional de Rennes (juillet 1921) vous avez approuvé en principe la création d'une Fédération des œuvres de lutte contre la tuberculose dans les départements de l'ouest de la France. Vous avez décidé la constitution d'une commission interdépartementale chargée d'étudier un projet à soumettre à votre examen. Cette commission composée des délégués des différents départements a tenu sa première réunion le 31 janvier 1922.

THÈSE GÉNÉRALE

Elle a été saisie de trois formules émanant du comité de l'œuvre des Côtes-du-Nord. Ces formules peuvent dans leur concision servir de base à une discussion préliminaire. La commission, n'ayant pas reçu mandat d'engager une décision formelle, a résolu de soumettre à vos délibérations un avant-projet.

Les trois formules présentées peuvent se résumer comme suit :

1re solution : Bureau élu, superposé aux différents offices, œuvres ou comités départementaux, nommé pour une ou plusieurs années, et dont les pouvoirs seraient renouvelables. Le siège de la Fédération serait à déterminer.

2me solution : Comité Directeur composé des présidents et des secrétaires généraux des différents offices, œuvres ou comités départementaux, qui nommerait dans ou hors son sein, pour trois ans, un président et un vice-président. Les pouvoirs des président et vice-président seraient renouvelables.

Un secrétaire appointé, proposé par le président, serait

nommé par le Comité Directeur. Le siège de la fédération serait à déterminer·

3me solution : automatiquement et pendant un an, le bureau et le siège de la fédération seraient le bureau et le siège de l'office, œuvre ou comité départemental où se tiendrait le congrès annuel antituberculeux. Ainsi le bureau et le siège de l'Œuvre antituberculeuse des Côtes-du-Nord seraient bureau et siège de la fédération de juin 1922 à juin 1923, sans doute le Finistère l'année suivante, etc.....

La troisième solution établit bien en principe une liaison entre les différentes œuvres départementales puisqu'elle se rattache aux congrès annuels ; les congrès sont à l'heure actuelle nos assemblées générales, mais pourrons-nous long-temps encore assurer leur vitalité et n'y a-t-il pas en tous cas un inconvénient à subordonner toute l'activité d'une fédération à la vie pleine d'imprévu des congrès ? Ce sont là sans doute les coups de bélier indispensables dans la lutte entreprise contre les fléaux sociaux mais ce régime d'instabilité peut être l'ennemi d'une formule qui doit tendre vers un travail constant et bien ordonné. Le roulement annuel risquerait de briser la continuité féconde de l'effort et l'esprit de méthode qui engendrent les résultats pratiques. Ces raisons suffisent à notre avis, pour écarter cette solution.

La première pourrait créer une confusion des pouvoirs ; des heurts seraient à redouter, n'irait-elle pas à l'encontre de cet heureux esprit d'initiative propre à chaque département et qui a déjà donné de si bons résultats ? Ce but d'une fédération doit être avant tout de coordonner les efforts et les méthodes, de rechercher aussi une unité d'action, sans briser toutefois l'essor des œuvres organisées ; il importe donc de choisir une formule de collaboration directe et confiante non seulement entre les bureaux directeurs mais encore et surtout entre les membres actifs des diverses associations. Nous écartons donc comme impropre la solution de « superposition ».

La deuxième solution a plus particulièrement retenu notre attention. Nous vous l'avons présentée dans sa concision origi-nelle. Nous disons avec plus de précisions :

a) Un *comité directeur* composé des présidents et des secré-taires généraux des différentes œuvres.

b) Un *bureau* formé d'un président, d'un vice-président, d'un secrétaire, d'un trésorier.

c) Le bureau, *choisi* par le Comité directeur dans son sein ou hors son sein est élu pour 3 ans.

d) Un *secrétaire administratif permanent et appointé,* pro-

posé par le président du bureau et nommé par le *Comité directeur*.

e) Un siège stable.

Ainsi s'établira la liaison entre les présidents ; la collaboration des secrétaires généraux sera effective, le concours des
membres actifs créera une union étroite entre tous et enfin la
présence d'un *secrétaire administratif permanent* fera naître
entre nos œuvres et l'administration, entre la fédération et les
corps élus des relations constantes et salutaires.

Ces premiers points acquis, il reste à prévoir les termes généraux des statuts. Afin de vous permettre de trouver facilement
une base à la discussion, nous vous soumettons le texte de
quelques articles fondamentaux.

***

STATUTS

TITRE I

Caractère, But, Nom, Composition et siège de la Fédération

ART. 1ᵉʳ. — En vertu de la décision prise au congrès de St-Brieuc
le... une Fédération régionale est créée sous le régime de la loi du
1ᵉʳ juillet 1901. Elle a pour but de grouper les œuvres, offices ou comités organisés dans les départements de l'ouest de la France, en vue
d'étudier, en accord avec le Comité national de défense contre
la tuberculose, la solution des problèmes que comporte la lutte contre
la tuberculose, d'unifier les méthodes, de coordonner les efforts de
lutte et de propagande et de développer au mieux les intérêts de la
race, les organisations de protection de la santé publique. Elle fait
appel à tous les concours sans distinction d'opinions ou de croyances.

ART. 2. — Elle prend le nom de « Fédération régionale des œuvres
de lutte contre la tuberculose dans les départements de l'ouest ».

ART. 3. — Son action s'exerce par tous les moyens pratiques d'intervention ou de propagande auprès des pouvoirs publics, des corps
élus, des collectivités, du corps médical de la région : organisation
de congrès et de conférences, envoi de rapports, de pétitions et de
vœux, publication d'un bulletin annuel.

ART. 4. — La Fédération est composée des œuvres, offices ou
comités des départements de.....

ART. 5. — Le siège de la Fédération est à Rennes.. Nantes... ou..

TITRE II

Administration et Fonctionnement.

ART. 6. — La Fédération est administrée par un Comité directeur composé des présidents et des secrétaires généraux des différentes œuvres départementales.

ART. 7. — Le Comité directeur choisit dans son sein ou hors son sein les membres du bureau qui est composé d'un président, d'un vice-président, d'un secrétaire et d'un trésorier.

L'élection a lieu à la majorité des voix. Le vote par correspondance est admis.

Le bureau est élu pour 3 ans. Les membres sortants sont rééligibles.

Un secrétaires administratif permanent et appointé est adjoint au bureau. Ses attributions sont définies par un règlement intérieur approuvé par le comité directeur. Le bureau assure, d'accord avec le Comité directeur, la direction générale des travaux de la Fédération ; il rassemble à cet effet tous les documents relatifs à la lutte contre la tuberculose, il établit un rapport annuel sur l'état de la lutte dans les départements de l'ouest, il provoque toutes les réunions et toutes les manifestations utiles au développement de l'action pour la protection de la santé publique.

ART. 8. — Le Comité directeur et le Bureau se réunissent au moins deux fois par an. L'ordre du jour est réglé par le bureau.

TITRE III

Ressources

ART. 9. — Les ressources de la Fédération sont constituées par les contributions des œuvres départementales, par les dons des particuliers et par les subventions.

TITRE IV

Modification des Statuts et dissolution.

ART. 10. — Les statuts peuvent être modifiés par le Comité directeur à la majorité des 2/3 des membres.

ART. 11. — La réunion appelée à se prononcer sur la dissolution de la Fédération et convoquée spécialement à cet effet doit comprendre au moins les 2/3 des membres du comité directeur. Au cas où le quorum ne serait pas atteint dans cette première réunion, une deuxième aura lieu dans le délai de quinze jours. La décision sera valable quelque soit le nombre des membres présents.

TITRE V

Règlement intérieur,

ART. 12. — Un règlement intérieur déterminera les pouvoirs du Comité directeur, les attributions du président, du vice-président, du secrétaire et du trésorier, les obligations du secrétaire administratif permanent ainsi que les conditions de détail propres à assurer l'exécution des statuts.

***

CONCLUSION

᠄ Il existe des fédérations de syndicats d'initiative, il existe des groupements économiques régionaux, il existe des fédérations d'œuvres hospitalières. Tout récemment dans la région Lyonnaise, s'est formée l'Union hospitalière du sud-est qui groupe 23 départements. Il en est de même dans le nord-est où l'Union hospitalière s'est fixée à Nancy. Les associations départementales des pupilles de l'école publique se sont groupées en Fédération et un sanatorium héliothérapique d'altitude a été créé par les soins de cette fédération.

L'ouest de la France fut à l'avant-garde du mouvement d'organisation de la lutte contre la tuberculose. Le congrès de Nantes qui fut une si belle manifestation consacra publiquement un effort déjà fort intéressant. Nous eussions pu, nous étant mieux connus, accentuer notre action et conclure sans retard les accords qui fondent les fédérations puissantes, mais nous marquâmes le pas et le congrès de Rennes ne put consacrer qu'un vote de principe ; que le congrés de Saint-Brieuc, marquant notre résolution, nous engage dans la voie qui est tracée par d'autres régions, car il importe de jeter sur tout notre pays le vaste réseau sanitaire qui le protégera des fléaux sociaux.

Votre commission interdépartementale, vous rappelant la force que donne l'union, vous convie à l'action.

Un Règlement pour nos Visiteuses d'Hygiène

Par M. le Docteur VIOLETTE

Un réglement pour nos visiteuses d'Hygiène devrait marquer la disposition des cadres et codifier des garanties, des avantages et des devoirs ; dans cette étude, j'ai compris différemment.

A l'envi nous tous, dirigeants provinciaux, rappelons sans cesse, depuis la première heure, et les devoirs. comme s'ils existaient seuls, et les qualités de tact et de diplomatie qu'ils exigent pour être remplis correctement : obligations d'ordre moral et social, besognes multipliées, subordination aux Comités, aux médecins chefs des services, attitude à la fois circonspecte, déférente, serviable à l'endroit des médecins praticiens, etc. etc.

C'est pourquoi j'ai décidé de ne considérer aujourd'hui que la contre-partie : j'établirai un tableau hiérarchique des visiteuses d'Hygiène et j'envisagerai seulement les garanties et avantages, reconnus déjà ou à très prochainement reconnaître.

Demi-tâche sans doute, mais combien urgente : nos jeunes filles françaises, parmi les meilleures, auraient dû envahir une profession si admirable dans ses buts, si belle par ses moyens, si intéressante par les appointements cependant offerts ; au contraire elles semblent la... bouder ; une véritable crise de recrutement existe, qui précisément tient surtout à ce que ne sont pas prévues ou accordées les sûretés nécessaires, la stabilité d'abord, puis l'avancement régulier, enfin les assurances contre les diverses invalidités, accidents, maladies, vieillesse.

Je sais bien que des résistances se dressent contre de tels projets : on ne voudrait pas que nous ayons créé de nouveaux fonctionnaires, inamovibles (quelle que soit leur insuffisance) parce que des versements à une caisse de retraites viendraient faire obstacle à un congédiement parfaitement justifié ; cette appréhension sera calmée, je l'espère, par les précisions que je fournirai.

En détail, voici quelles particularités m'ont parues intéressantes à développer, valables pour toutes les catégories de visiteuses :

1° LES CADRES EN ORDRE HIÉRARCHIQUE.

Enclin à régionaliser le service social, ainsi que j'y suis d'ailleurs autorisé par les promesses de fédération prochaine de nos œuvres, offices ou comités départementaux de l'Ouest, inscrites dans le rapport Even (et mes propositions le supposeront mis en acte), mais ne prétendant pas encore rayer toutes les actuelles unités administratives, j'estime que le personnel devrait comprendre :

A) *Une visiteuse inspectrice régionale.*

A ce propos, je signale que les visiteuses d'Ille-et-Vilaine et du Morbihan furent placées, jusqu'à la fin de l'an dernier, sous l'autorité d'une seule inspectrice en résidence à Rennes ; et je n'ai pas appris que cette solution, délaissée pour des motifs d'ordre particulier, ait donné quelque déboire.

B) *Et dans chaque département,*

a) une *visiteuse en chef,* en résidence au chef-lieu. Ainsi en ont décidé les Côtes-du-Nord, le Maine-et-Loire et même le Finistère (dont l'une de ses trois visiteuses inspectrices, celle de Quimper, occupe, du fait de sa participation à la tenue du fichier départemental, une situation *moralement* prépondérante) ; ainsi a prévu la Mayenne. S'il y avait lieu, la visiteuse en chef serait doublée de visiteuses *surveillantes* (ou inspectrices) d'arrondissement (souvent trop peu important, ce qui oblige alors à confier en même temps à chaque surveillante un service à demeure) ou *mieux* de circonscription (tel le Finistère divisé en trois circonscriptions, contrôlées chacune par une inspectrice déchargée de poste fixe) ;

b) et des *visiteuses en sous-ordres,* les unes *visiteuses titulaires,* directrices ou adjointes, en postes à demeure, les autres, peu nombreuses, *visiteuses suppléantes,* classées ou non, appelées encore visiteuses volantes (règlement du Finistère) ou remplaçantes.

Les suppléantes non classées seraient dites en *stage.* Elles resteraient dans cette position pendant un an, et seraient ensuite engagées définitivement dans les cadres, à moins qu'elles n'en soient pas jugées dignes ; en ce cas elles seraient remerciées.

Bien entendu, l'on se garderait de créer autant de services d'inspection et de contrôle que de catégories de visiteuses ; je veux dire que la visiteuse inspectrice régionale, que chaque visiteuse en chef, chaque visiteuse surveillante dirigerait les visiteuses de tout bord opérant dans son fief, qu'elles soient laïques ou religieuses, qu'elles soient attachées à l'un quelconque des organismes d'Hygiène sociale: antituberculeux, antivénérien, de protection maternelle et infantile, d'hygiène scolaire, d'hygiène industrielle, d'hygiène mentale.

A titre d'indication, je crois devoir marquer ici que les huit départements comptant à notre région occupent déjà 75 visiteuses *diplômées* (lutte antituberculeuse 64, protection maternelle et infantile 9, surintendantes d'usine 2) dont 18 religieuses.

2° APPOINTEMENTS, RÈGLES D'AVANCEMENT, DÉPLACEMENTS, PUNITIONS ET SANCTIONS. — J'établis comme suit l'échelle des *traitements de début* aux différents grades :

A la charge des Œuvres, Offices ou Comités départementaux :

Visiteuses stagiaires . . . . 4.800 fr. par an.

Visiteuses classées (titulaires ou suppléantes) . 6.000 fr. —
(Chiffre adopté par tous nos départements de l'Ouest)

Visiteuses en chef et visiteuses surveillantes . 7.200 fr. —
(Côtes-du-Nord, Finistère, Maine-et-Loire)

A la charge de la Fédération :

Visiteuse inspectrice régionale. . . . . 8.400 fr. —

A l'entrée en fonctions, une indemnité de 350 francs (prévue mais non chiffrée dans certains départements) serait en outre accordée en remboursement des frais *d'uniforme*, à moins que celui-ci ne soit fourni par le comité (Finistère).

Les *blouses et voiles* seraient toujours fournis gratuitement.

Les frais de *transport* des visiteuses remplaçantes seraient remboursés.

Une *bicyclette* pourrait être mise à la disposition des visiteuses en poste à demeure pour le service de leurs tournées.

Les *dépenses de déplacement* de la visiteuse inspectrice régionale, des visiteuses en chef et des visiteuses surveillantes seraient remboursées sur pièces justificatives (ainsi que pratiquent déjà les Côtes-du-Nord, le Finistère et le Maine-et-Loire).

Les *règles d'avancement* n'ont été prévues que dans la Sarthe (500 francs d'augmentation tous les deux ans); le règlement intérieur du Finistère parle de la question, mais ne décide pas. Volontiers j'adopterais les dispositions suivantes :

Quatre classes dans chaque grade ; avancement de grade, au choix sans conditions de classe ou de temps de service ; avancement de classe, au choix (minimum de temps de service dans la classe inférieure, trois ans).

Chaque avancement de classe vaudrait une augmentation de 300 francs par an (500 francs pour l'inspectrice régionale).

Les avancements de classe ou de grade pourraient ou non, suivant les nécessités du service, entraîner changement de résidence.

Sous réserve d'approbation préalable par les comités intéressés, les mutations pour convenances personnelles seraient autorisées à grade égal, mais pas nécessairement à classe égale.

Si admirables de dévouement que soient nos visiteuses d'hygiène, je dois cependant prévoir que parfois auront réussi à se glisser parmi elles de maladroites, négligentes ou mauvaises filles dont les erreurs ou les fautes obligeraient à sévir ; après les récompenses, je dois donc prévoir les punitions et sanctions qui seraient, en ordre croissant de gravité : la réprimande, le blâme, le déplacement d'office, la suspension sans traitement (trois mois au plus), la rétrogradation, la révocation.

Nos départements de l'Ouest s'interdiraient de réintégrer toute visiteuse révoquée au service de l'un d'eux.

J'envisagerai maintenant une situation assez délicate : en ces affaires d'intérêts personnels, distinguera-t-on, parmi nos visiteuses, entre les laïques et les religieuses ? ou bien seront-elles assimilées, appointées au même taux et soumises aux mêmes règlements ? les opinions sont partagées : sans doute le Maine-et-Loire, la Mayenne sont pour l'assimilation ; mais les Côtes-du-Nord, le Finistère, l'Ille-et-Vilaine, la Loire-Inférieure adoptent solution contraire : les religieuses sont beaucoup moins payées, et d'un département à l'autre les chiffres diffèrent sensiblement ; dans le Morbihan, me semble-t-il, et dans la Sarthe, la question ne s'est pas posée.

A mon sens, mêmes salaires devraient rétribuer mêmes travaux ; et le geste n'est peut-être pas très... élégant qui offre aux religieuses des traitements rognés, souvent dérisoires, sous le prétexte qu'elles peuvent, vivant en communauté et disposant de ressources spéciales, consentir des rabais. Je demanderai donc pour elles l'égalité des garanties et des avantages comme celle des devoirs.

3º DURÉE DU TRAVAIL ; REPOS ; CONGÉS.

Personne ne prétendra, je l'espère, que la profession de visiteuse d'hygiène soit spécialement salubre ; et je n'hésite pas à souligner que le meilleur moyen, pour nos courageuses collaboratrices, d'échapper aux contagions plus menaçantes à leur égard, est encore de n'exposer aux attaques des germes que

terrains résistants, organismes robustes, non déprimés. C'est
assez dire l'importance primordiale qui s'attache aux propositions que je marque ici : au maximum huit heures de travail
quotidien ; outre le repos du dimanche, deux jours entiers de
repos par mois ou une demi-journée par semaine ; un mois
de congé rétribué par an, à prendre en une ou plusieurs fois
au choix de l'intéressée ; les repos *ante et postpartum*, imposés
par la loi, seraient à solde entière. Je souhaite que ces indications deviennent rapidement réglementaires et qu'un recrutement plus facile en rende l'application possible.

4° ASSURANCES CONTRE LES INVALIDITÉS : MALADIES-
ACCIDENTS, TUBERCULOSE MALADIE PROFESSION-
NELLE, VIEILLESSE.

Problème difficile que nos départements de l'Ouest ne sont
pas encore parvenus à résoudre de manière satisfaisante : la
Loire-Inférieure, le Morbihan, la Sarthe ont conseillé ou prévu,
conformément aux suggestions apportées par le professeur Calmette en suite d'une de mes communications à la société de
médecine publique (mars 1921), l'affiliation de leurs visiteuses à
l'assurance mutuelle des infirmières ; malheureusement, les
allocations journalières versées par cette mutualité sont
infimes, surtout si l'on considère le coût actuel de la vie. Dans
son règlement intérieur, le comité antituberculeux du Finistère
manifeste les meilleures intentions ; il espère les réaliser par
l'aide d'une entente régionale (M. de Guébriant, son président,
pourra vous informer de ses démarches auprès de compagnies
d'assurances et vous répéter le montant véritablement prohi-
tif des primes exigées). Les autres départements se réservent.

En somme, rien de très sérieux n'est encore décidé.

Dans ces conditions, j'ai été amené à rechercher quelles
solutions plus favorables seraient susceptibles d'être envisa-
gées ; et voici celles qui m'ont semblé assez avantageuses :

a) *Invalidité maladies-accidents.*

J'ai trouvé dans une mutualité professionnelle un exemple à
méditer, peut-être à imiter. Cette mutualité, organisée par le
Concours médical, et sur laquelle mon confrère, le Dr P. Boudin,
a bien voulu achever de me documenter, fonctionne au profit
des médecins et de leurs femmes depuis le 1er janvier 1894
(personnellement j'en fais partie depuis une quinzaine d'années) ; c'est dire que les chiffres fixés par elle, d'après actuaires,
sont basés sur une expérience suffisante. Comme les indemnités

qu'elle accorde sont élevées, elle ne reçoit aucune subvention d'Etat et ne bénéficie d'aucune des faveurs prévues par la loi du 1er avril 1898, relative aux sociétés de secours mutuels ; elle n'est qu'alimentée par les cotisations. Je n'ai retenu que sa combinaison M A D (maladie-accident double) qui distribue, à partir du 5e jour de l'incapacité de travail, une indemnité quotidienne de 20 francs pendant 60 jours, et au delà, quelle que soit la durée de l'incapacité mais jusqu'à 65 ans, une indemnité mensuelle de 200 francs. La participation effective ne commence que 6 mois après l'admission du sociétaire. Les cotisations varient suivant l'âge d'admission : 172 fr. 70 à 28 ans, 179 fr. 30 à 30 ans, 200 fr. 20 à 35 ans, 228 fr. 80 à 40 ans, etc., frais de gestion compris.

Il m'apparaît que, sous le patronage du Comité national, une mutualité du même genre pourrait être créée au profit de nos visiteuses d'hygiène, avec ces variantes : l'indemnité quotidienne, à maximum de 20 francs (elle ne devrait pas dépasser le taux journalier des appointements de l'intéressée), débuterait avec le 2e mois de l'incapacité (le comité employeur paierait les appointements pendant le 1er mois), et l'indemnité mensuelle de *200 francs* serait supprimée à *55 ans* (âge auquel à la pension maladie-accident serait substituée l'une ou l'autre des pensions de retraite dont je parlerai plus loin). Par suite les cotisations seraient moins élevées : d'après mes calculs, qui n'offrent évidemment pas la sûreté de ceux d'un actuaire, mais dont l'approximation suffira pour fixer les idées, la réduction serait, à 30 ans, d'au moins un quart. J'adopte le chiffre moyen, ainsi déterminé, de 135 francs (cotisation à 30 ans, que je suppose âge moyen de nos visiteuses) (1).

---

(1) A titre documentaire, je crois devoir citer les renseignements suivants que M. Puge, actuaire, a inscrit dans un rapport paru à « La Vie Médicale », N° spécial de Juin 1922 :

Assurance-maladie projetée par l'association générale des médecins de France. — L'assuré serait garanti, jusqu'à 60 ans, contre le risque d'invalidité par maladie *chronique* : les allocations débuteraient après 3 ou 6 mois de maladie et seraient payées tant que durerait l'invalidité, mais pas au delà de *60 ans*. Dans ces limites, l'indemnité mensuelle serait de *300 francs*.

AGE D'ADMISSION	VALEUR DES PRIMES	
	(Assurance cessant à 60 ans et commençant	
	3 mois après le début de la maladie)	6 mois après le début de la maladie)
25 ans	51 fr.	39 fr.
30 ans	63 fr.	49 fr.
35 ans	79 fr.	62 fr.
40 ans	99 fr.	79 fr.
45 ans	123 fr.	100 fr.
50 ans	159 fr.	130 fr

Un minimum de 200 adhérentes serait nécessaire (équilibre des risques).

La combinaison, par l'importance de ses indemnités (d'ailleurs susceptibles d'être réparties autrement) et de ses mensualités (continuées de préférence par celles de retraite à rente fixe et à primes variables, étudiée ci-après), aurait couvert à peu près intégralement même le risque professionnel, si nos visiteuses avaient été assujetties, ce qui n'est pas, aux dispositions de la loi du 9 avril 1898 sur les accidents du travail. Cet avantage plaide d'autant plus en faveur de l'organisation rapide d'une telle mutualité qu'une extension brusquée des textes du 9 avril 1898 est toujours réalisable.

Je n'insiste pas sur le contrôle nécessaire des malades ; rien n'empêcherait qu'il soit inscrit comme obligation de service pour nos médecins de dispensaire.

b) *Invalidité par tuberculose considérée comme maladie professionnelle.*

Ce n'est pas que la tuberculose soit rangée par un texte de loi au nombre des maladies professionnelles ; cependant, en conscience, nous avons le devoir de la considérer comme telle lorsqu'il s'agit de visiteuses d'hygiène.

Déjà, par la mutualité maladie-accident, le risque serait en partie garanti ; nous aurions plus et mieux à faire. Le traitement sanatorial, souvent de mise, est coûteux ; nous essayerions de l'assurer à nos collaboratrices, et bien entendu sans leur supprimer les indemnités qu'elles toucheraient par ailleurs.

A nouveau, le meilleur moyen serait de créer, toujours sous le patronage du comité national, une caisse mutuelle spéciale alimentée par des cotisations dont je vais entreprendre de déterminer le montant.

On admet assez généralement qu'en France le nombre des bacillaires en évolution atteint le 1/80° de la population (500.000 tuberculoses actives pour 100.000 décès tuberculeux). Je suppose que cette proportion soit vraie ; au plus elle nous donnera chaque année 2 visiteuses tuberculeuses sur 150. Soignées en sanatorium, l'une et l'autre pendant 6 mois et pour un prix de journée de 10 francs, nous obtenons une dépense annuelle de 3.600 francs qui, divisée entre les 150 compagnes, représente 24 francs au compte de chacune. Par ce grossier procédé de calcul, je fixerais donc à 26 francs par an (frais de gestion compris) la cotisation que chaque visiteuse aurait à verser à la caisse mutuelle spéciale de traitement sanatorial.

Evidemment l'expérience se chargerait de rectifier ce que le chiffre aurait d'inexact. D'autre part, ne serait-on pas autorisé à espérer des subventions qui l'abaisseraient ?

Alors nos visiteuses tuberculeuses bénéficieraient : 1° des indemnités de la mutualité maladie-accident ; 2°. d'un traitement sanatorial, si besoin était, susceptible d'être prolongé pendant 6 mois et dont les frais seraient acquittés par la caisse mutuelle spéciale (les sanatoriums accorderaient peut-être des prix de journées réduits et, prenant exemple sur Bligny, réserveraient sans doute par préférence un certain nombre de lits) ; 3° enfin, dans le traitement à domicile, de soins gratuits inscrits comme obligation de service pour nos médecins de dispensaire.

c) *Invalidité, vieillesse.*

Ici je présenterai à choisir deux combinaisons, susceptibles d'être réalisées par l'intervention de la Caisse Nationale des Retraites : l'une à primes fixes et à rentes viagères variables, l'autre à rente fixe et à primes variables.

Première combinaison : une prime annuelle d'environ 430 fr., versée à partir de l'âge 29-30 ans et fixée d'après le taux d'intérêt (5 %) actuellement retiré par cette caisse des fonds qui lui sont remis, donnerait à 55 ans une rente viagère de 2.400 francs. Nécessairement, si le premier versement était plus précoce la rente viagère serait supérieure (2.780 francs avec un premier versement à 27-28 ans, 3.570 francs avec un premier versement à 23-24 ans, etc.), si le premier versement était plus tardif, la rente viagère serait inférieure (1.630 francs avec un premier versement à 34-35 ans, 1.045 francs avec un premier versement à 39-40 ans). Au gré de la bénéficiaire, et à condition que les versements aient été effectués au moins pendant 15 années, la rente viagère pourrait être liquidée ou plus tôt (rente diminuée, sorte de retraite proportionnelle possible à partir de 50 ans) ou plus tard (rente augmentée).

Deuxième combinaison : Elle donnerait à 55 ans une rente viagère de 2.400 francs, moyennant versement, pendant au moins 15 années, de cotisations variables suivant l'âge d'admission et calculées d'après un taux d'intérêt fixé à 5 %. Approximativement, ces cotisations seraient : 280 francs par an avec premier versement à 23-24 ans, 370 francs à 27-28 ans, 430 francs à 29-30 ans, 635 francs à 34-35 ans, 986 francs à 39-40 ans. J'adopte le chiffre moyen de 430 francs (cotisation à 30 ans, que je suppose âge *moyen* de nos visiteuses). Comme dans la combinaison précédente, mêmes possibilités, à la même condition et avec les mêmes conséquences, d'avancer ou de reculer la liquidation de la retraite.

Bien entendu l'on devrait toujours prévoir aux chiffres de ces deux combinaisons quelques retouches en plus ou en moins, puisque la Caisse Nationale des Retraites pourrait être amenée à modifier le taux d'intérêt servant de base à ses calculs (exemple : à 4,50 % et pour une pension de 2.400 fr. à 55 ans, la cotisation serait de 480 fr. à 29-30 ans) ; mais je ne crois pas que nous soyons à la veille de voir le loyer de l'argent diminuer sensiblement et par conséquent bouleverser gravement les barèmes que j'ai marqués.

D'autre part je pense que nos comités départementaux ne désireraient pas prendre à leur compte et le soin des formalités et les dépenses d'un service des Retraites (vérification de livrets, primes à collecter, versements à transmettre, etc.) ; sans doute ils préféreraient confier cette charge au comité national qui, pour se rembourser de frais de gestion (environ 8 %), demanderait peut-être que les cotisations soient grevées d'autant : la cotisation à 30 ans serait alors de 463 francs (voir barèmes du service des retraites de l'association générale des médecins de France, numéro spécial de « La Vie médicale », juin 1922).

Tel serait l'ensemble des dispositions que je préconiserais.

Au total, 625 francs par an suffiraient à garantir une visiteuse d'âge moyen (30 ans) contre les diverses invalidités. Une retenue de 6 % sur ses appointements (taux en usage dans les Administrations pour la seule retraite et qui représenterait 30 à 36 francs par mois chez une simple titulaire), motivée par l'importance des avantages qui lui seraient promis, fournirait un peu plus de la moitié de cette somme ; le reste demeurerait à la charge du comité départemental employeur et rentrerait dans la catégorie des dépenses subventionnées par l'Etat.

Je souligne cependant que plus tardif serait l'âge de premier versement, plus alourdie serait la quote-part du Comité départemental ; à ce point qu'ayant choisi la combinaison à retraite fixé, le total des cotisations atteindrait, dans l'hypothèse où elles débuteraient à 40 ans, une somme d'environ 1.300 francs dont près des deux tiers seraient versés par le Comité. Sans doute l'alourdissement serait moins appréciable, si l'on avait préféré la combinaison à rentes viagères variables (seules n'augmenteraient, et dans d'assez faibles proportions, que les cotisations de la mutualité maladie-accident), mais la pension de retraite serait vraiment bien réduite.

Toutes ces conditions s'accorderaient donc pour nous commander impérieusement de plutôt assurer, *par conséquent de plutôt recruter un personnel jeune.*

Dès que la visiteuse malade ou blessée, devenue définitivement ou pour longtemps incapable de travailler, n'aurait plus droit qu'à l'indemnité mensuelle de 200 francs, toute retenue lui serait supprimée. A ce moment, la cotisation mutuelle maladie-accident ne serait d'ailleurs plus exigible et la prime à la caisse de retraites serait entièrement réglée par le Comité départemental ou par une caisse d'assurance complémentaire, dont encore le Comité national provoquerait la création et contrôlerait le fonctionnement. Avec un effectif minimum de 100 adhérentes, cette assurance complémentaire pourrait adopter les barèmes (1) de celle qu'organise, contre un risque de même ordre, l'Association générale des médecins de France, et par conséquent fixer une cotisation annuelle représentant 6 à 7 % de la prime retraite (soit à 30 ans, avec la prime indiquée de 463 francs, une cotisation de 29 francs).

Obligatoires pour toutes nos visiteuses jusqu'à 40 ans, les assurances seraient facultatives au delà. C'est qu'en effet après cet âge, pour une retraite cependant reculée (15 années de versement seraient encore de rigueur), les cotisations deviendraient tellement importantes que les comités départementaux seraient engagés à les répartir différemment et à augmenter considérablement le quantum mis à la charge des intéressées.

L'attrait des combinaisons présentées dans ce travail serait que le départ éventuel d'une visiteuse (démission, révocation ou changement de région) ne compromettrait pas ses droits : elle ne perdrait pas sa qualité de sociétaire des caisses et serait autorisée à continuer ses versements. Ce départ ne ferait qu'entraîner la nécessité pour elle de prendre à son compte, tout au moins dans la démission ou la révocation, l'intégralité des primes et cotisations. Ainsi nous n'aurions aucune situation acquise à respecter envers et contre tout, et nous ne mériterions pas le reproche d'avoir créé de nouveaux fonctionnaires inamovibles.

J'ai achevé de dire les solutions que je désirais proposer ; sans nul doute, elles ne sont point irréprochables ; elles ont le seul mérite d'ouvrir la voie à de proches réalisations qui seront faites surtout des retouches et des suggestions qu'à présent voudront bien apporter nos meilleurs conseillers ; mais je serai heureux si j'ai pu contribuer à hâter l'instauration d'un plus favorable régime auquel, nous dit M. le Ministre Paul Strauss

______

(1) Voir la *Vie Médicale*, numéro spécial de juin 1922.

dans sa circulaire du 2 juin 1922 (J. O), la mise en vigueur d'une loi sur les assurances sociales ne saurait que donner un nouvel et puissant essor.

Bien entendu, je n'ai voulu préciser que le sort de nos visiteuses *diplômées* ; les autres ne pouvaient retenir notre attention. Elles doivent comprendre en effet qu'elles ne sont que des auxiliaires, certes très utiles, mais dont la collaboration s'impose moins : travailleuses bénévoles, nos services les accueilleront constamment avec reconnaissance et respect ; pseudo-visiteuses appointées, elles ne seront toujours occupées qu'à titre transitoire.

Pour conclure, je souhaite que soit adopté au plus vite, toute opposition cessant parce que je l'espère désarmée par mes explications, le réglement indispensable dont j'ai tracé quelques lignes. Alors le recrutement de notre personnel social serait enfin mieux assuré : encouragées, les candidates surgiraient, intelligentes, cultivées, moralement dignes, après formation professionnelle, de la délicate mission qui leur serait confiée. Quant aux visiteuses déjà installées, certaines d'être appréciées à leurs mérites, assurées que leur dévouement porterait toujours sa récompense, persuadées enfin de la grande bienveillance de nos comités départementaux qui, soucieux de faire tout leur devoir envers elles au prix des plus lourds sacrifices, les auraient garanties contre les risques les plus menaçants, elles se donneraient sans arrière-pensée et de toute âme à leur grande et noble tâche.

Liaison entre les dispensaires antituberculeux et les Œuvres de protection de l'enfance dans les départements de l'Ouest

RAPPORT DE MADEMOISELLE LE DOCTEUR POUZIN

Nous ne nous attarderons pas à développer les raisons qui militent en faveur de la liaison entre les Offices ou Comités départementaux de lutte antituberculeuse et les Œuvres qui se sont donnés la tâche d'aborder un autre point de l'hygiène sociale.

Les efforts faits de tous côtés sont admirables, mais si les bonnes volontés, le dévouement sont sans bornes et obtiennent quelques résultats dans le secteur qu'elles ont choisi, on ne peut tirer le bénéfice en rapport avec l'effort donné que si une liaison existe entre les différents champs d'action.

L'ampleur, le développement acquis par les Comités ou les Offices départementaux, les désignent tout naturellement pour s'intéresser à cette liaison et la réaliser.

Les Offices départementaux ont voulu d'abord réaliser l'unité de front contre la tuberculose ; ils ont groupé les œuvres anti-tuberculeuses : ce groupement des œuvres a été l'origine de la création de certains d'entre eux.

La liaison doit se faire maintenant sur d'autres terrains : un des plus importants est celui qui s'occupe de l'Enfance. Agir ainsi n'est pas s'éloigner de la lutte antituberculeuse : ces œuvres de l'enfance peuvent être des centres de dépistage de tuberculose.

Les Comités départementaux n'ont d'ailleurs pas attendu à être invités à s'occuper des Œuvres de l'Enfance, susceptibles de profiter des dispensaires antituberculeux ou de leur être utiles : l'union s'est déjà créée en bien des points, ce qui est une preuve de sa nécessité.

J'étudierai d'abord l'état actuel de la question dans les départements de l'Ouest ; cette étude me permettra de formuler quelques conclusions et de voir ensuite les créations à établir ou les développements à apporter.

Il m'a semblé plus clair de présenter l'étude de la situation actuelle sous forme de tableau, groupant pour chaque département les œuvres sous diverses rubriques : au premier plan, celles qui sont en quelque sorte la continuation du dispensaire antituberculeux (sanatorium, préventorium, œuvre Grancher), puis celles qui s'occupent de surveiller l'enfant dès sa naissance, de le suivre dans les différentes étapes de sa croissance et s'efforcent d'en faire un adolescent sain et vigoureux.

ILLE-ET-VILAINE (Office départemental d'Assistance et de Préservation Antituberculeuse d'Ille-et-Vilaine).

a) *Enfants atteints de tuberculose en évolution.*

Sanatorium de *Pontchaillou* pour filles non contagieuses.	Création de l'Office départemental

b) *Enfants atteints de tuberculose latente. — Placements à la campagne d'enfants chétifs. — Placements de vacances.*

Placement chez particuliers.. Placement comme pâtres.....	Création de l'Office.

c) *Enfants sains vivant près de parents tuberculeux contagieux.*

Œuvre Grancher............	En liaison.

d) *Consultations de nourrissons et Gouttes de lait.*

Existent : Organisation municipale..................... de l'U. F. F..............	Indépendantes de l'Office. Liaison à l'étude.

e) *Crèches, garderies.*

f) *Inspection médicale scolaire.*

COTES-DU-NORD (Œuvre antituberculeuse des C.-du-N.)

a) *Enfants atteints de tuberculose en évolution.*

Sanatorium marin pour enfants....................	Fondation de l'Œuvre Antituberculeuse, appelée à être départementale prochainement.

b) *Enfants atteints de tuberculose latente. — Placements à la campagne d'enfants chétifs. — Placements de vacances.*

Préventorium-école de plein air de St-Laurent ; élèves recrutés par les dispensaires....................	Créé par le Comité départemental.

Préventorium de *Créhen-Plancoët* à la marquise de la Bégassière....................	Liaison avec le dispensaire de Dinan.
Assistance aux enfants tuberculeux des écoles par le Comité de l'U. F. F. à *Lannion* Supplément à la ration alimentaire.................	Liaison : maîtresses conduisent les enfants au dispensaire et veillent à la régularité des consultations.
Colonies scolaires : deux à la mer, organisées par l'office des pupilles de la nation (durée de séjour : 1 mois)...	Liaison : enfants presque toujours choisis par médecins des dispensaires.
Une 3e organisée à la grève de *Saint-Laurent*, par l'inspection d'académie (durée de séjour : 1 mois 1/2)........	Enfants surveillés par la visiteuse en chef ; réservée aux enfants de la mutualité des écoles (liaison avec Préventorium-école de plein air).

c) *Enfants sains vivant près de parents tuberculeux contagieux.*

Pas encore de placements individuels.................	Par le Comité
Placements collectifs *Saint-Brieuc* et *Lamballe*.........	(Filiale Œuvre Grancher).

d) *Consultations de nourrissons. — Gouttes de lait.*

Création au Comité départemental d'une Section de Protection de l'Enfance en décembre 1921.

9 consultations de nourrissons dont une à *Saint-Brieuc*, dépendant du Service des Enfants assistés (distribuent les primes d'allaitement).......	Pas de liaison mais se fera sans doute dans l'avenir....
Saint-Brieuc. — Consultation municipale, créée en 1921 avec visiteuses non diplômées (assistance de l'Œuvre Charité maternelle vieille de 15 à 20 ans).............	Assurée par le Directeur du bureau municipal d'hygiène. Contrôle de l'Inspection départementale d'hygiène et visiteuse en chef.

S. B. M. a créé dispensaire de Protection maternelle et infantile :

avec consultation prénatale. — 1 consultation à *St-Brieuc* avec visiteuse diplômée ; 1 consultation à *Cesson* avec visiteuse diplômée.

Liaison. — Subventionnées par le Comité départemental et inspectées par visiteuse-chef du Comité départemental et par Inspecteur départemental, qui est secrétaire général du Comité départemental.

Œuvre privée : 1 goutte de lait datant de 20 ans, fondée par le docteur Boyer.

Liaison par inspection comme ci-dessus.

(Projet de nommer une visiteuse d'hygiène infantile pour toutes ces œuvres).

Lannion. Consultation de Protection maternelle et infantile.

Liaison mal assurée (difficultés locales). Cependant on accepterait l'inspection de la visiteuse chef du Comité départemental.

Louannec. Consultation nourrissons.

Sans liaison.

Pleumeur-Bodou. Consultation nourrissons.

Sans liaison.

e) *Crèches, garderies.*

St-Brieuc, 1 crèche (à l'hôpital).

Contrôle possible Inspecteur départemental d'hygiène.

f) *Inspection médicale scolaire.*

à *St-Brieuc,* dépend du Directeur du Bureau d'Hygiène.

Liaison. Directeur Bureau Hygiène adresse au dispensaire antituberculeux enfants des écoles susceptibles d'être admis à l'école de Plein air.

à *Loudéac*

Visiteuse du dispensaire antituberculeux est autorisée à pénétrer dans les écoles.

g) *Autres groupements.*

Contrôle médical des Pupilles de la Nation.

Fait souvent par médecins dispensaires et dans locaux des dispensaires.

FINISTÈRE (Comité départemental de lutte antituberculeuse)

a) *Enfants atteints de tuberculose en évolution.*

Sanatorium de *Guervenan*....
—   *Roscoff*.......   En liaison.
—   *Porsmeur* ....

b) *Enfants atteints de tuberculose latente. — Placements à la campagne d'enfants chétifs. — Placements de vacances.*

Préventorium de *Porsmeur* (externat)................   Liaison.
Préventorium de *Pontplaicoët* (internat)................   Fondé par le Comité départemental.
Aérium......................
Colonies scolaires....... ....   créés par certains dispensaires.

c) *Enfants sains vivant près de parents tuberculeux contagieux.*

Œuvre Grancher ....   liaison intime.
Placements des nourrissons ..   à l'étude.

d) *Consultations de nourrissons. — Gouttes de lait.*

Consultations de nourrissons .   Plusieurs ont été créées par dispensaires. En général c'est I. V. qui assiste le médecin à ces consultations.

e) *Crèches, garderies.*

Garderies...................   créées par certains dispensaires.

f) *Inspection médicale scolaire.*

Inspection médicale scolaire..   à l'étude. Dans quelques écoles, les visiteuses sont admises à pénétrer pour examiner enfants.

MORBIHAN (Comité départemental de Défense contre la tuberculose). Rien n'a été fait directement par le Comité pour l'Enfance.

a) *Enfants atteints de tuberculose en évolution.*

Sanatorium de *Kerpape*....... | liaison.

b) *Enfants atteints de tuberculose latente. — Placements à la campagne d'enfants chétifs. — Placements de vacances.*

Préventorium de *Kerpape*... | liaison.

c) *Enfants sains vivant près de parents tuberculeux contagieux.*

Pas de filiale de l'Œuvre Grancher.

d) *Consultations de nourrissons. — Gouttes de lait.*

Consultations de nourrissons à *Auray*...................	liaison : médecin et visiteuse sont ceux du dispensaire.
Gouttes de lait à *Vannes* et *Lorient*...................	pas de liaison.

e) *Inspection médicale scolaire.*

LOIRE-INFÉRIEURE (Office central des Œuvres d'Hygiène sociale et de Préservation antituberculeuse).

L'Office Central a pris directement mesures pour l'Enfance (par Commission spéciale).

a) *Enfants atteints de tuberculose en évolution.*

Sanatorium marin de *Pen-Bron*.... — de *Chantenay*...	reçoit les enfants des dispensaires, mais au même titre que les autres enfants.

b) *Enfants atteints de tuberculose latente. — Placements à la campagne d'enfants chétifs. — Placements de vacances.*

Préventorium de *Varades* (internat).....................	reçoit les enfants des dispensaires au même titre que les autres.
Préventorium de *Doulon* (externat...................	liaison ; n'est occupé que par des enfants choisis par dispensaires.
Placements individuels dans familles	directement par les dispensaires et l'Office central.

Colonies scolaires............ | ne prennent que peu d'enfants des dispensaires.

c) *Enfants sains vivant près de parents tuberculeux contagieux.*

Œuvre Grancher: à *Nantes*, à *Saint-Nazaire*, place quelques enfants dès leur première année.............. | liaison intime.

Placement des nouveaux-nés.. | à l'étude.

d) *Consultations de nourrissons. — Gouttes de lait.*

22 consultations de nourrissons 10 dans communes éloignées des dispensaires............	sans liaison.
10 à Nantes dépendant de :	
Municipalité....	sans liaison.
Bureau de Bienfaisance....	id.
U. F. F. et S. B. M.........	liaison, subventionnée par O.C.
Mutualité Maternelle.......	id.
Ecole Normale.............	id.
Maison de la Mère	créée par l'Office Central.
1 à St-Nazaire avec Goutte de lait................	liaison.
1 à Missillac	liaison, subventionnée par O.C.

e) *Crèches, garderies.*

2 Crèches à Nantes..........	liaison, subvent. par l'O. C.
2 Garderies.................	Id.
Parc Garderie de la Chaumière	liaison.

f) *Inspection médicale scolaire.*

Organisée à *Nantes* et à *St-Nazaire*, à *Nantes* depuis janvier 1921, infirmières-scolaires................. | liaison par sous-directeur du bureau d'hygiène, inf. scolaires dirigent enfants vers dispensaires antituberculeux

g) *Autres groupements.*

Caisse Régionale des Institutions Familiales ouvrières.. | liaison : Office Central fait visiter les familles dont les membres bénéficient des allocations de la Caisse.

MAINE & LOIRE (Comité départemental de lutte antituberculeuse).

a) *Enfants atteints de tuberculose en évolution.*

b) *Enfants atteints de tuberculose latente. — Placements à la campagne d'enfants chétifs. — Placements de vacances.*

A Kerpape.................	liaison par la Préfecture.
A Champrosay..............	
Ecole de plein air à la *Beillé-Saumur* (Internat).........	location par le Comité départemental pour y mettre les Pupilles de la Nation.
Colonies scolaires (placement familial...................	
1 pour garçons..............	liaison.
2 pour filles................	

c) *Enfants sains vivant près de parents tuberculeux contagieux.*

Œuvre Grancher : a placé quelques nourrissons.......	liaison : Comité départemental subventionne.

d) *Consultations de nourrissons. — Gouttes de lait.*

Angers : Dispensaire de puériculture, 500 familles en charge..................	liaison : Directrice du dispensaire assiste aux consultations enfants suspects dirigés vers le dispensaire.
Goutte de lait.......	donne du lait sur la demande de la visiteuse du dispensaire aux enfants que la mère ne peut allaiter.

e) *Crèches, garderies.*

f) *Inspection médicale scolaire.*

Existe dans quelques communes...................	liaison : n'existe qu'à Trélazé.

SARTHE (Association d'Hygiène Sociale et de Préservation antituberculeuse).

a) *Enfants atteints de tuberculose en évolution.*

b) *Enfants atteints de tuberculose latente et placements à la campagne d'enfants chétifs. — Placements de vacances.*

c) *Enfants sains vivant près de parents tuberculeux contagieux.*

Œuvre Grancher............ | liaison.

d) *Consultations de nourrissons. — Gouttes de lait.*

Goutte de lait avec consulta- | pas affiliée à l'Association
tions de nourrissons........ | d'Hygiène Sociale.

e) *Crèches, garderies.*

f) *Inspection médicale scolaire.*

| pas organisée. Se fera et le
| projet comporte la liaison.

MAYENNE (Office Départemental d'Hygiène Sociale et de Préservation antituberculeuse).

a) *Enfants atteints de tuberculose en évolution.*

b) *Enfants atteints de tuberculose latente. — Placements à la campagne d'enfants chétifs. — Placements de vacances.*

Préventorium de *Laval* : Mai- |
son des enfants .... | en réorganisation.
Placement d'enfants à Pen- |
Bron et Roscoff........... |

Colonies scolaires n'existent | vont être reprises pour les en-
plus depuis la guerre....... | fants surveillés au dispen-
| saire.

c) *Enfants sains vivant près de parents tuberculeux contagieux.*

Pas de filiale de l'Œuvre Grancher.

Placement collectif à *Saint-* | par dispensaire antitubercu-
Fraimbault.............. | leux................. .....

d) *Consultations de nourrissons. — Goutte de lait.*
A *Laval*...................... | à l'étude.
1 à *Mayenne* avec goutte de lait. | liaison.

e) *Crèches, garderies.*
1 à *Laval*...................... | liaison.

f) *Inspection médicale scolaire.*

Quelles conclusions peut-on tirer de la lecture de ces tableaux ?

La première, c'est que pour les enfants qui dépendent réellement des dispensaires, qu'ils soient atteints de tuberculose latente ou en évolution, qu'ils soient sains et à éloigner d'un milieu contaminé, la liaison existe dans tous les départements, parfois très intime, lorsque le Comité départemental a créé lui-même l'œuvre nécessaire. L'Œuvre Grancher a des filiales dans tous ces départements sauf en Morbihan.

Pour les autres œuvres s'occupant de l'enfance, le but de la liaison est différent : il ne vise pas à faciliter au dispensaire des placements, mais à lui amener des enfants et par ces enfants les familles ; il vise à orienter vers ce dispensaire ceux qui, pour eux-mêmes et pour leur entourage, peuvent tirer bénéfice de sa surveillance et de celle que la Visiteuse exerce au foyer. Ces œuvres peuvent être de précieux auxiliaires dans le dépistage des familles de tuberculeux.

Les consultations de nourrissons existent, plus ou moins nombreuses dans tous les départements, parfois complètement indépendantes, parfois liées au Comité départemental, parfois créées par lui. La liaison est faite dans un certain nombre de cas par le médecin et l'infirmière-visiteuse qui sont pour la consultation de nourrissons, les mêmes que pour le dispensaire antituberculeux (Finistère, Auray) ; parfois c'est l'infirmière-visiteuse, seule, qui assure cette liaison (Saint-Brieuc, Angers).

Les crèches et les garderies sont peu développées en général.

L'inspection médicale scolaire existe à Saint-Brieuc, à Nantes (avec infirmières scolaires), à Saint-Nazaire, dans quelques communes du Maine-et-Loire. La liaison existe dans quelques-unes de ces villes ; nous reviendrons sur cette importante question de la surveillance des écoliers.

Les comités départementaux expriment le désir que l'union avec les œuvres de protection de l'enfance soit développée. Chaque comité a déjà fait des efforts, mais n'a pu leur donner l'ampleur voulue parce qu'il a souvent été absorbé par l'établissement de la lutte antituberculeuse : c'est le cas du Finistère, par exemple, qui s'est d'abord occupé d'étendre à tout l'ensemble de la population le bénéfice de l'action des dispensaires. Cette première période passée ou moins absorbante, il va être possible de s'intéresser plus directement à l'enfance.

Quel est donc le but qu'il faut se proposer ? Quel plan d'action doit-on adopter ?

Il faudrait souhaiter que dans tous les groupements où des enfants sont examinés, suivis, les médecins et leurs auxiliaires, les infirmières, aient l'esprit tendu vers ce dépistage de la tuberculose et qu'ils connaissent les ressources que leur offre le département. A la consultation de nourrissons, il est facile, après avoir vu le nourrisson et la mine de la mère, de se renseigner par quelques interrogations sur le milieu : le père a-t-il une bonne santé ? tousse-t-il ? ne vit-on pas avec les grands-parents ? L'un d'eux n'a-t-il pas un catarrhe chronique ? Il peut alors être utile de diriger la famille sur le dispensaire antituberculeux ; s'il est nécessaire, après les examens complémentaires, la famille y sera inscrite, la Visiteuse pénétrera au foyer, veillera à l'application des conseils de prophylaxie donnés au dispensaire.

A toute consultation de nourrissons devrait être annexée une consultation pour les femmes enceintes. C'est dès avant sa naissance qu'il faut surveiller le jeune être, et combien d'avortements, d'accouchements prématurés, de naissances d'enfants débiles, n'évitera-t-on pas en donnant de judicieux conseils à des femmes ignorantes. Et non seulement on peut ainsi aider l'enfant à naitre dans de meilleures conditions, mais on peut lui préparer le milieu dans lequel il devra vivre.

Supposons qu'une femme atteinte de tuberculose pulmonaire, et contagieuse, vienne à cette consultation au cours d'une grossesse, quel service ne rendra-t-on pas en préparant l'éloignement de son enfant, en la dirigeant vers le dispensaire antituberculeux qui insistera sur les dangers courus par l'enfant s'il reste près d'elle après la naissance. On lui expliquera ce qu'est l'Œuvre Grancher, on l'y fera inscrire pour que l'enfant soit placé à la campagne, dans la famille si possible, mais loin du foyer contaminé. A l'assemblée générale de la Fédération des Filiales de l'Œuvre Grancher, tenu à Paris en avril 1922, le désir de prendre les tout-petits a été exprimé par tous. Certain département a déjà réalisé cette inscription à l'Œuvre *avant la naissance* de l'enfant qui doit naître d'une tuberculeuse contagieuse ou dont le futur foyer compte un tuberculeux contagieux. Qui mieux que les consultations de femmes enceintes peut faire cette orientation ?

L'Inspection médicale scolaire peut être aussi un centre de

dépistage important. C'est un enfant qui boite depuis plusieurs semaines, c'est un enfant qui maigrit, qui présente des ganglions volumineux et pour lesquelles les familles négligentes ne demandent aucun conseil médical. Parfois, surtout dans les grandes villes, le père et la mère travaillent, voient à peine leurs enfants et hésitent à conduire l'enfant à une consultation parce que la matinée perdue représente pour eux le prix du pain nécessaire à la famille.

Le médecin inspecteur des écoles, secondé par l'infirmière scolaire, peut remédier à cette situation.

Parfois l'enfant paraît bien portant, mais la Directrice de l'école a été frappée de l'aspect de la mère qui, d'ailleurs, s'est plainte à elle de sa mauvaise santé. Elle a appris que deux enfants sont déjà morts de méningite, qu'un grand fils est alité depuis six mois pour une bronchite. On a appelé rarement le médecin et si les remèdes qu'il a ordonnés ont été pris, les conseils de prophylaxie qu'il a donnés n'ont pas été suivis. Il faudrait qu'une visiteuse pénétrât au foyer et contribuât à sauver ceux qui sont encore sains : l'indication peut être donnée par l'école.

Ce sont des cas semblables qui peuvent être dépistés,

Au cabinet d'orientation professionnelle,

Au contrôle médical des Pupilles de la Nation,

Au contrôle que peuvent établir les Caisses des Institutions Familiales pour les enfants de leurs bénéficiaires.

Comment arriver à réaliser cette liaison qui permettrait aux dispensaires d'atteindre le maximum de résultats ?

Je crois qu'il n'est pas possible d'indiquer une ligne de conduite uniforme. La situation des Comités départementaux est différente ; les obstacles rencontrés sont d'ordre nombreux et extrêmement variables suivant les villes, les communes, les lieux, les temps, les personnes susceptibles d'apporter leur aide, leur appui, leur dévouement. L'action est souvent dictée par les circonstances.

Malgré la diversité des données du problème on peut cependant dire qu'il se présente sous deux aspects suivant que dans une région existent des œuvres concernant l'enfance ou qu'il n'en existe pas.

Si rien n'existe et que le Comité local ou départemental prenne l'initiative de créer, par exemple, une consultation de nourrissons, la liaison est facile : ou médecin et visiteuse assureront les deux services, ou le personnel sera différent, mais les médecins et visiteuses connaissant le fonctionnement des deux œuvres, établiront cette liaison. Si le Comité ne prend pas directement l'initiative de la création, il peut en suggérer l'idée, encourager les bonnes volontés disposées à s'en occuper, apporter son appui moral, au besoin financier. Pour une œuvre créée et développée sóus de tels auspices la liaison est facile.

Si les œuvres existent, il est bien evident qu'aucune liaison ne peut leur être imposée. L'union ne peut se faire que par la compréhension du but poursuivi. C'est par des visites personnelles aux directeurs ou présidents de ces œuvres, c'est en faisant visiter à ceux-ci les dispensaires antituberculeux, en leur montrant le mécanisme de leur fonctionnement que l'on pourra atteindre le but proposé.

Les œuvres déjà existantes de protection de l'enfance possèdent des médecins, c'est surtout par eux, base indispensable de toutes ces organisations, qu'il faut établir la liaison. Certains médecins ont pu réaliser des liaisons très intéressantes du fait de leur situation au Comité départemental et de leurs fonctions dans d'autres œuvres ou administrations. C'est, par exemple, le cas des Côtes-du-Nord pour certaines consultations de nourrissons inspectées par l'Inspecteur départemental d'Hygiène, pour l'inspection scolaire dépendant à Saint-Brieuc du Directeur du Bureau d'Hygiène qui participe au recrutement des enfants pour l'Ecole de plein air dépendant du Comité départemental. C'est également le cas de la Loire-Inférieure où à Nantes le Secrétaire de l'Office Central est Sous-Directeur du Bureau d'Hygiène ; chargé de l'inspection médicale scolaire, il fait connaître aux infirmières-scolaires les dispensaires antituberculeux.

Mais il n'est pas besoin d'avoir des situations officielles pour voir l'utilité de cette collaboration des Œuvres et pour contribuer à la rendre efficace. Malgré l'opinion défavorable émise actuellement par certains sur le corps médical, on peut toujours être sûr de trouver chez les médecins un dévouement sans limites pour tous ceux qui souffrent et qu'il faut soulager. S'il est nécessaire aux médecins comme aux membres de toute profession de défendre leurs intérêts, les médecins qui souffrent tant de toutes les misères physiques et morales rencontrées chaque jour, ne demandent qu'à collaborer avec les œuvres qui cherchent à faire pénétrer dans les foyers un peu de mieux-être par la propreté et les mesures capables de conserver la santé.

Qui refuserait d'ailleure de tendre la main à un enfant qui se noie ? Le péril pour être moins immédiat n'en est pas moins grave lorsqu'il s'agit de tuberculose : comment ne pas s'efforcer de tendre une main secourable aux Petits pour les sauver de la contamination tuberculeuse !

Les œuvres de Placement de l'enfance comme moyen de lutte antituberculeuse dans les départements de l'Ouest.

PAR M. LE DOCTEUR PROUFF

Notre Président avait d'abord confié ce rapport au Docteur Chaillous (d'Angers). Combien ce choix était heureux, vous le savez. Le défaut de concours du Comité de Maine-et-Loire l'a amené à résigner son mandat. Imprudemment j'ai accepté de le remplacer. Le D' Chaillous a mis avec bonne grâce à ma disposition les renseignements déjà presque complets qu'il avait réunis. Je l'en remercie profondément. Si l'autorité et le talent pouvaient aussi se communiquer !

La tuberculose est difficile à guérir, facile à prévenir ; c'est donc vers la prévention que doit tendre l'effort social.

Quand la tuberculose ouverte est dans une famille, il faut évacuer le malade ou la maison. Si le malade accepte l'hôpital ou le sanatorium, après sa sortie il ne reste qu'à désinfecter la maison et toutefois à passer en revue tous les habitants. Cet examen amènera souvent des découvertes intéressantes.

Mais le malade ne peut pas ou, quelquefois, ne veut pas quitter sa maison, le pauvre malade est parfois égoïste. Alors il faut sauver la graine. Rescapons tous les membres qui ne sont pas indispensables, c'est-à-dire surtout les enfants. L'infirmière-visiteuse, qui a déjà dépisté le malade, les conduit tous au dispensaire. Le dispensaire ; cette admirable création de Calmette qui est à la base de tout l'armement antituberculeux, les examinera individuellement. Il en fera deux parts :

1° Les suspects, débiles, prétuberculeux d'hier, tuberculeux latents d'aujourd'hui.

Pour ceux-là le Préventorium (n'oublions pas le premier en date, l'Aérium de Brunon) l'Ecole de plein air internat ou externat, les centres d'élevage, l'Œuvre des tout petits, les colonies de vacances etc... toutes créations extrêmement intéressantes et dont on trouvera le relevé dans notre tableau annexe.

2° Les enfants sains.

C'est pour ceux-ci que Grancher avait poussé son cri : Sauvons la graine.

Nous les sauverons à coup sûr en les plaçant dans un milieu rigoureusement sain.

Dans nos huit départements de l'Ouest, nous avons des facilités particulières de placement.

PLACEMENT INTRAFAMILIAL

Les familles y sont encore aussi nombreuses, l'esprit de famille intact. Contre la tuberculose les enfants trouveront asile chez les plus proches parents pendant la durée du danger de contagion. Les subventions du dispensaire et de l'Œuvre auront raison des dévouements hésitants. C'est le placement intrafamilial. Inutile d'en faire ressortir les avantages moraux.

PLACEMENT FAMILIAL

Mais l'ouvrier des villes perd vite contact avec les parents de la campagne. Il n'y trouvera pas de lui-même un refuge pour ses enfants en danger de contagion. Le dispensaire s'en chargera. Il a des placements tout préparés. Grancher avait ainsi créé de nombreux foyers. L'enfant entretenu par l'Œuvre jusqu'à treize ans, prenait goût à la campagne et souvent il y restait définitivement et faisait souche de petits paysans. Ainsi était satisfaite la préoccupation de Grancher de fournir des bras à la terre. C'était une haute pensée sociologique greffée sur la préservation de l'enfance, mais extérieure à celle-ci : En réalité pour préserver l'enfance il suffit de l'isoler pendant la durée du danger de contagion qui prend fin le plus souvent par le décès du parent tuberculeux. On désinfecte et l'isolement aura duré quelques mois au lieu de durer des années. L'économie est énorme et elle servira à développer l'Œuvre. S'il faut faire bien, mieux vaut encore faire bien et beaucoup.

Grancher ne prenait ses enfants qu'au dessus de trois ans. Ce fin clinicien savait la fragilité des petits et surtout des tout petits. Elle aurait nui à sa démonstration qu'il voulait mathématique. Elle est faite. La valeur prophylactique de son œuvre est absolue. Aussi sans nous laisser arrêter par les dangers de mortalité inhérents au jeune âge, nous prenons le pupille dès la naissance. Ces dangers seront toujours moindres qu'en plein foyer de contagion.

PLACEMENT COLLECTIF

Mais à ne placer les enfants que pour quelques mois, un, deux ans au plus, la difficulté de trouver de bons nourriciers augmente. L'intérêt jouera autant que le sentiment dans ces placements à court terme. Aussi a-t-on été heureux de trouver dans les pouponnières, orphelinats, pensionnats, hospices cantonaux, etc... des lits, quelquefois en grand nombre, avec une sécurité morale et hygiénique au moins aussi entière que dans les placements individuels. Les résultats ont été excellents. Les pouponnières seules ont donné quelques décès, par épidémie de rougeole (Morlaix).

C'est le danger de toute agglomération de tout petits. Les perfectionnements récents réalisés par les centres d'élevage n'auront pas été une leçon perdue. Les pouponnières déjà existantes sauront en profiter.

Ni le placement intrafamilial, ni le placement collectif, ni celui de la première enfance n'ont altéré la pureté de l'Œuvre Grancher. Au lieu d'entraves ils lui ont donné des ailes. Le nombre de filiales augmente, mais la progression est-elle aussi rapide qu'on pouvait l'espérer ? Non. On dirait que la Société et le corps médical lui-même n'ont pas conscience de la force de préservation que cette œuvre porte en elle.

Sur nos huit départements de l'Ouest, cinq seulement ont des filiales, et dans l'ensemble de la France la proportion est moindre encore ? Pourquoi cette force sociale n'est-elle pas plus largement utilisée ? Avant tout, c'est l'argent qui manque.

On nous excusera pour étudier le problème, d'en chercher plus particulièrement les éléments dans le fonctionnement de la filiale du Finistère. Aussi bien est-ce le département qui compte actuellement le plus grand nombre de Pupilles.

Ses ressources proviennent de quatre sources principales.

La famille, le Dispensaire placeur, le Conseil Général, la Répartition des disponibilités de l'Œuvre parisienne.

Lors de la fondation de la filiale, le Comte de Guébriant, président du Comité départemental, et le D\u1d63 Quelmé, son secrétaire général, firent valoir avec une très grande force que, la tuberculose étant un danger familial avant d'être un danger social, la famille devait participer suivant ses moyens à l'Œuvre de préservation. Le principe fut admis à l'unanimité, mais l'apport de la famille étant quelquefois minime et d'un recouvrement incertain, le Dispensaire placeur fut appelé à le compléter au besoin et à le cautionner toujours. La part des deux réunis fut fixée à 50 % de la dépense d'entretien du pupille. Le département prenait 25 % à sa charge jusqu'à concurrence de 50.000 fr. par an.

Pour les 25 % restants on escomptait les disponibilités de

l'Œuvre parisienne. En 1920 chaque pupille a reçu 304 fr. Mais leur nombre augmentant la part de chacun sera moindre.

Ce budget, bien que vacillant, révèle, en même temps que l'expérience d'un administrateur que vous nommerez sans peine, la générosité de notre Conseil Général que nous remercions. Il nous permet d'avoir en charge, à raison de 800 fr. par tête, 250 pupilles avec un roulement de 350 environ. Nous atteindrons ce chiffre fin 1923, car au premier septembre nous avons déjà 204 enfants en charge : placement intrafamilial 67, placement familial 60, placement collectif 77 ; le Dr Follet sera content de nous. Eh bien ! ce n'est pas le terme de notre ambition : M. de Guébriant estime que le Finistère devrait avoir 1000 pupilles et en effet ce ne serait encore que 1 pupille pour huit cents habitants, peut-être n'est-ce pas assez ? Mais alors combien de départements envisageront un tel effort financier ?

Disons toute notre pensée. Nous avons dans l'œuvre Grancher, une arme infaillible contre la tuberculose. Les Etats-Unis de 1910 à 1920 ont, par des moyens variés et à grands frais, réduit leur mortalité tuberculeuse de 28 %. L'œuvre Grancher, à elle seule, obtiendrait dans le même temps des résultats au moins égaux. A quel prix ? Pour le 5e ou le 10e peut-être de la valeur d'un grand cuirassé.

Mais tel département ne pourra ou ne voudra pas faire les frais de cette organisation. La loi l'assurera. Chaque département devra avoir sa Filiale Grancher.

J'ai donc l'honneur de demander à notre président de mettre en discussion la proposition suivante :

« Le Congrès, considérant que dans la lutte contre la tuberculose, l'Œuvre Grancher est nécessaire, mais qu'elle ne peut fonctionner dans les départements pauvres ou à familles nombreuses sans une contribution importante de l'Etat, émet le vœu :

« Qu'une loi intervienne au plus tôt pour faciliter les placements Grancher en répartissant les dépenses entre la famille, l'Etat, les départements et les communes, l'Etat assurant une part très prépondérante. »

ANNEXE AU RAPPORT

FINISTÈRE

La Filiale Grancher est entrée en fonction le 1er janvier 1921. Au 1er septembre 1922 elle a en charge :

Placement intrafamilial		67
— familial		60
— collectif		77
	Total	204

dont 37 Pupilles de la Nation.

En plus de la Filiale le Finistère possède :

1º Le préventorium du Porsmeur à Morlaix, fondé et entretenu par une généreuse Américaine, Mme Post. Absolument gratuit.

Se compose d'un sanatorium pour femmes, 20 lits, et d'un internat de 70 places (type Aérium Brunon). Le Pr Léon Bernard a appelé cet établissement un *bijou comme il n'en avait vu nulle part ailleurs.*

2º Le préventorium départemental de Pontplaincourt (Plougasnou) 32 lits. Nouvellement créé et rendant déjà les plus grands services, supérieurement dirigé par le Dr Gayet.

En plus, de nombreuses colonies de vacances disséminées sur toutes les côtes, et rendant les plus grands services. Ces œuvres excellentes ne sont pas spécifiquement antituberculeuses.

CÔTES-DU-NORD

Une filiale de l'œuvre Grancher fut créée en 1919, peu active.

Dans ces conditions, le Comité départemental a créé, en décembre 1921, une Section de Protection de l'Enfance qui est en même temps filiale de l'œuvre Grancher. A fait du placement intra-familial (5 enfants de 0 à 5 ans) et du placement collectif (12 enfants de 5 à 10 ans).

En plus de cette filiale, le département des Côtes-du-Nord possède, pour les enfants tuberculeux latents :

1º Le préventorium scolaire de Saint-Laurent (internat) ; création du comité départemental ; fonctionnement saisonnier 1er mai au 31 octobre) mais sera de toute l'année à partir de l'hiver prochain ; séries de garçons et de filles (de 8 à 13 ans), alternant et séjournant chacune trois mois ; (la durée minimum de séjour va être portée à 4 mois) ; trente-cinq lits ; recrutement par les dispensaires ; en majorité reçoit des

Pupilles de la Nation, puis des mutualistes de l'école laïque, des boursiers de comités locaux et de particuliers.

2° Le préventorium de Créhen-Plancoët, œuvre privée, créée par la Marquise de la Bégassière. Fonctionnement de toute l'année. Dix filles recrutées surtout par le dispensaire de Dinan.

Pour mémoire, nombreuses colonies de vacances à la mer (non spécifiquement antituberculeuses).

MORBIHAN

Aucune filiale formée ni en projet.

Le grand sanatorium de Kerpape (1.000 lits) reçoit des suspects, des osseux, des colonies de vacances et un peu de partout.

ILLE-ET-VILAINE

Placement de la filiale Grancher	1906........	6
—	1907.....................	12
—	1908 }	
—	1909 }	16
—	1910......................	17
—	1911 }	
—	1912 }	22
—	1913 }	
—	1914......................	20
—	1915 }	
—	1916 }	14
—	1917 }	
—	1918......................	23
—	1919.....................	31
—	1920.....................	63
—	1921.....................	53

Préventorium de Pontchaillou (internat)........... 15 lits.

Pas d'externat.

La Filiale d'Ille-et-Vilaine, dirigée par le Dr Follet, est la plus ancienne de nos Filiales et l'une des plus actives.

LOIRE-INFÉRIEURE

Filiale Grancher créée en	1917	Placements
—	1919........................	14
—	1920.....................	11
—	1921	11

Morbidité : 0.

12 en charge au 1er avril 1922.

Préventorium (avril-novembre)
    Garçons externat...................... 30
    Filles (Varades-Internat)............... ?
    Chantenay garçons..................... 30 lits.
    —   filles...................... 30 —
                             (occupés x lits)
(Doulon Externat).

MAYENNE

La Mayenne n'a pas de Filiale déjà formée, mais une est projetée. En attendant une quinzaine d'enfants ont été placés, avec des ressources de fortune, chez des sœurs de Saint-Vincent de Paul, près Laval.

SARTHE

Filiale Grancher 51 placés en 2 ans   13 en charge
    —   morbidité... 0
    —   mortalité.... 0
    —   nourrisson.. 1
Tuberculose latente : 3 filles au préventorium de Varaddes (Loire-Inférieure).

MAINE-ET-LOIRE

Filiale Grancher   Placements
    —   1919............... 18
    —   1920............... 22
    —   1921............... 53
    —   1922 (avril)........ 41 en charge.
Le Dr Chaillous a placé des tous-petits ; il signale la grande mortalité des Pupilles dans la toute première enfance (5 décès en 3 ans).

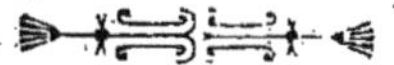

Placement des Tuberculeux
dans les départements de l'Ouest

PAR M. LE Dr LEFRANC

Dans ce rapport je n'aurai en vue que le placement des tuberculeux avérés, celui des tuberculeux occultes relevant des
œuvres, dites de prévention, œuvres dont il vous a été parlé à
ce Congrès.

On a d'ailleurs de plus en plus tendance à l'heure actuelle à
mettre tout au premier plan de la lutte sociale anti-tuberculeuse
les questions de prévention, mais s'il est indispensable de pro-
téger l'enfant en danger d'être infecté, il n'est pas moins indispensable de soigner, d'éduquer, d'assister et d'isoler le tuberculeux contagieux. Si l'on voulait une formule pratique s'ins-
pirant de raisons économiques, on pourrait poser en principe
que : dans les familles nombreuses, il faut placer le tuberculeux
contagieux, et dans les familles peu nombreuses, placer les
enfants sains exposés aux infections massives ou fréquemment
répétées.

Malheureusement, pour qu'un placement rationnel puisse se
faire, il nous faudrait dans l'Ouest un réseau de dispensaires
plus important et mieux outillé que celui dont nous disposons.
On ne saurait trop répéter que le dispensaire est à la base de
toute lutte sociale contre la tuberculose. Tant que nos dispensaires ne verront qu'un nombre infime de tuberculeux par
rapport à ceux existants réellement dans nos départements si
contaminés, toute lutte sociale sérieuse restera illusoire.

Il faudrait que le placement de nos tuberculeux se fît systé-
matiquement par les dispensaires qui, reprenant ensuite en
charge le malade guéri ou amélioré, pourraient avoir ainsi et
constamment un droit de regard sur le tuberculeux et sur sa
famille.

A cet égard, on ne peut que louer le Finistère d'avoir multi-
plié ses dispensaires. On en compte à l'heure actuelle 21 dont
vont s'occuper quatre médecins spécialisés. Le réseau des dis-

pensaires est moins développé dans nos autres départements de l'Ouest qui comptent :

Côtes-du Nord............	10 dispensaires, bientôt 11.
Ille-et-Vilaine............	6 —
Loire-Inférieure..........	7 — bientôt 9.
Morbihan................	5 — bientôt 7.
Maine-et-Loire..........	3 —
Sarthe..................	2 —
Mayenne................	4 —

Il nous faut souhaiter voir se multiplier leur nombre et demander aux départements de faire un gros effort dans ce sens.

Le Dispensaire prend donc en charge le tuberculeux, comment va-t-il en faire le placement ? Tout d'abord qu'il me soit permis de dire que le dispensaire devrait prendre en charge toutes les catégories de tuberculeux, médicaux et chirurgicaux : nous ne devons pas oublier qu'au moins en certaines régions de l'Ouest, la tuberculose chirurgicale cause autant de ravages que la tuberculose pulmonaire. Or il m'a semblé que les tuberculeux chirurgicaux étaient considérés, sinon comme de véritables étrangers, tout au moins comme... des parents pauvres.

Je réclame pour eux la considération que leur confère leur rang de parenté avec leurs frères, les tuberculeux pulmonaires.

Quant aux tuberculeux médicaux, autres que les pulmonaires, leur placement pourra le plus souvent être assimilé soit à celui d'un tuberculeux chirurgical, soit à celui d'un tuberculeux pulmonaire.

Placement des tuberculeux chirurgicaux

Pour leurs tuberculeux chirurgicaux, les départements de l'ouest disposent de nombreux sanatoriums marins. Nous avons cru utile de donner sur chacun d'eux quelques renseignements.

MINDIN. — Sanatorium départemental (Loire-Inférieure) comprenant 60 lits d'hommes et 60 lits de femmes acceptés à partir de 15 ans. Le prix de journée est de 12 fr. 50. Le sanatorium reçoit des malades de toutes régions.

HOPITAL MARITIME DE PEN-BRON. — Œuvre privée reconnue d'utilité publique, dispose de 600 lits pour garçons de 4 à 15 ans et filles de 4 à 18 ans. Prix de journée : 4 francs ; reçoit des malades de toute la France.

SANATORIUM DE SAINT-JEAN-DE-DIEU, AU CROISIC. — Œuvre

privée recevant des enfants, des jeunes gens de 5 à 18 ans, prix de journée variable : 3 francs, de 5 à 10 ans, 4 francs, de 11 à 14 ans et 5 francs de 15 à 18 ans.

SANATORIUM-PRÉVENTORIUM DE KERPAPE. — Etablissement privé créé par l'Union Mutualiste du Morbihan. 1.000 lits pour hommes, femmes et enfants. Prix de journée: 5 francs de 1 à 13 ans ; 6 francs de 14 à 17 ans et 10 francs au-dessus de cet âge. Reçoit des malades de toutes régions.

Au sanatorium est rattaché une annexe terrienne (2 kilomètres du rivage), annexe des Sapins qui fonctionne comme préventorium pour enfants et comprend 400 lits.

SANATORIUM MARIN DE ROSCOFF. — Œuvre privée reconnue d'utilité publique, 450 lits pour garçons de 3 à 14 ans et filles de 3 à 21 ans. Prix de la journée: 4 fr. 25. Reçoit des malades de toutes régions.

Le sanatorium dispose d'une annexe plus abritée, fondation Geoffroy-Laurent, pour fillettes, 50 lits.

SANATORIUM DE TRESTREL. — Ouvert en mars 1922 par l'œuvre antituberculeuse des Côtes du-Nord, 40 lits, en projet 200 ; fonctionnera comme sanatorium départemental. Une annexe terrienne serait prévue.

SANATORIUM MARIN DE MINIHIC-SUR-RANCE. — 40 lits pour adultes des deux sexes.

Nons disposons donc ou allons disposer dans l'Ouest d'environ 3.000 lits (le tiers des lits des sanatoriums marins français) pour nos tuberculeux chirurgicaux. On peut dire que l'Ouest est très suffisamment pourvu, même si nous donnons aux départements moins favorisés que les nôtres de par leur situation géographique, la moitié des lits existants. L'an dernier, au Congrès de Rennes, le docteur Violette parlait de réserver aux tuberculeux chirurgicaux le 1/5 des lits des sanatoriums, ce qui faisait d'après ses calculs, un lit par 5.000 habitants ; j'estime que ce n'est pas assez, et qu'il faudrait compter un lit par 3.000 habitants. En adoptant cette dernière proportion, nous aurions besoin dans l'Ouest, pour nos 8 départements, d'environ 1.500 lits ; nous en posséderons le double.

Nous avons même des lits pour tuberculeux chirurgicaux adultes et nous sommes à peu près les seuls en France.

Il apparaît donc de prime abord que le placement de nos malades doive se faire avec la plus grande facilité; mais en réalité il n'en est rien, et cela tient, à mon avis, à ce que nos sanatoriums marins sont encombrés, faute de préventoriums, de tout un groupe de malades pour lesquels ils ne sont pas faits. Cela tient aussi au manque de liaison entre les départements et les sanatoriums. Il est désirable que les départements passent avec les sanatoriums marins des contrats leur assurant la libre disposition dans ces établissements du nombre de lits estimé nécessaire. Quelques uns de nos départements ont déjà passé de tels contrats, mais le plus souvent on ne leur garantit qu'un nombre de lits tout à fait insuffisant. C'est ainsi que le Maine-et-Loire n'a que 31 lits assurés à Pen-Bron. Le Finistère vient d'obtenir 100 lits à Roscoff. J'ignore le nombre de lits que se sont fait réserver le Morbihan et la Loire-Inférieure, le premier à Kerpape, le second à Pen-Bron.

Je voudrais attirer l'attention des médecins des dispensaires et de tous les médecins en général, sur ce fait, que trop souvent les malades nous sont adressés trop tard. Il faudrait que l'on sache bien que les sanatoriums marins sont des établissements de cure où l'on devrait adresser le malade sitôt le diagnostic posé.

Ces établissements ne devraient recevoir que des malades curables et « socialement récupérables ». Ce ne sont pas des hospices pour éclopés ni pour condamnés à mort (fistuleux infectés).

Chacun des sanatoriums marins se doublerait avec avantage d'une annexe terrienne pour malades à acclimatement difficile ou pour ceux dont une complication nécessite momentanément l'éloignement du littoral trop éventé. Kerpape et Roscoff ont une annexe abritée et nous avons vu que Trestel en aura sans doute une.

En terminant cet aperçu sur nos sanatoriums marins de l'Ouest, je ne puis me défendre d'un regret, regret que ces établissements n'aient pas été groupés sur un seul coin du littoral breton ; le rendement eut sans conteste été meilleur au point de vue social. Un sanatorium isolé, quelle que soit son importance, ne pouvant prendre à sa charge tout ce qu'exige à l'heure actuelle le rendement optimum de tels établissements.

Placement des tuberculeux pulmonaires

Si nos dispensaires trouvent assez aisément à placer leurs tuberculeux chirurgicaux, par contre ils éprouvent des difficultés parfois insurmontables dans le placement de leurs tuberleux pulmonaires. C'est que nos œuvres de ce côté sont tout à fait insuffisantes, tant pour les malades curables que pour les incurables ou ceux en poussée évolutive.

La loi Honnorat du 7 septembre 1919 impose l'obligation pour les départements de faire entrer dans un sanatorium les tuberculeux indigents curables. Mais les lourdes charges qu'imposent la création et le fonctionnement d'un sanatorium à l'heure actuelle ont retardé presque partout les réalisations.

De tous nos départements c'est, semble-t-il, le Finistère qui ait fait le principal effort au point de vue hospitalisation des malades curables. Les dispensaires y disposent de deux sanatoriums : Le sanatorium de Porsmeur, à Morlaix, et le sanatorium départemental de Guervenan, en Plougonven. L'Ille-et-Vilaine possède près de Rennes le sanatorium de Pontchaillou. La Mayenne et le Morbihan ont chacun une station sanitaire : le Morbihan, la maison de cure de Moncan, la Mayenne, la station sanitaire de Clavières. Les Côtes-du-Nord, la Loire-Inférieure, la Sarthe, le Maine-et-Loire n'ont aucun sanatorium. Nous dirons plus loin un mot des projets envisagés pour ces départements.

Sanatorium du Porsmeur. — Le sanatorium du Porsmeur est une œuvre privée créée à Morlaix par une généreuse américaine, Madame Post. Situé dans la zone la plus aérée et la plus élevée de la ville, il peut recevoir 20 jeunes filles ou femmes. Les soins et la pension sont entièrement gratuits. L'installation y est à la fois coquette, confortable, les conditions d'hygiène et l'organisation médicale excellentes.

Ce qui fait en outre l'intérêt du Porsmeur, c'est que l'établissement possède un vaste parc où sont aménagés deux aériums. Les enfants et femmes de Morlaix ont toutes facilités pour venir y faire, de 9 à 17 heures, cure d'air et de repos et même cure de soleil, une terrasse ayant été construite dans ce but.

Il me semble qu'il y aurait intérêt à vulgariser ces Day-Camps. Il est bien que les dispensaires donnent des conseils aux tuberculeux, mais il est mieux de créer des habitudes.

Sanatorium départemental de Guervenan (en Plougouven.) — Le sanatorium de Guervenan a été créé par le Conseil général du Finistère avec participation de l'Etat, conformément aux dispositions de la loi du 7 septembre 1919. Sans être taxé d'exagération, on peut le qualifier, comme le fit le docteur Kuss, de sanatorium modèle. Bâti à flanc de côteau à une altitude de 125 mètres, dans une propriété de 67 hectares, il se compose de pavillons disposés en quinconces et orientés plein sud.

Leur type est celui du « Lean to » américain. Chaque dortoir comprend une seule rangée de lits et n'est séparé de la galerie de cure que par un simple système de châssis sur galets permettant de régler à volonté l'aération.

Dans son état actuel, le sanatorium comprend 6 pavillons de 32 lits chacun, soit 192 lits, 3 pour adultes hommes, 1 pour garçons, 1 pour filles de 11 à 16 ans, 1 mixte.

On peut regretter qu'il n'y existe pas de pavillons pour femmes, mais on projette 6 nouveaux pavillons dont 3 seraient réservés aux femmes, 1 aux enfants et 2 à des malades payants.

Le sanatorium possède installation radiologique, laboratoire, service de désinfection et buanderie électrique.

Dans la très vaste propriété, on a créé une ferme modèle dans le but de réadapter les malades à la vie normale. Des ateliers sont en voie d'organisation.

Le prix maximum de la journée a été fixé pour 1921 à 13 fr. par décision ministérielle, après entente avec le département.

Sanatorium de Pontchaillou. — A été créé par l'Office départemental de l'Ille-et-Vilaine sur les terrains de l'hospice de Pontchaillou, dans un emplacement aéré et sain. Le sanatorium est réservé aux fillettes et jeunes filles de 4 à 18 ans. Il comprend à l'heure actuelle 20 lits, il en comptera 40 lorsque son aménagement sera terminé. Le prix de la journée est de 5 francs.

Maison de cure de Moncan. — La maison de cure de Moncan, à Auray, est un établissement privé dépendant du comité départemental qui l'a fondé. Le nombre de lits est de 37. La maison de cure reçoit les anciens militaires du Morbihan et de la Bretagne, réformés pour tuberculose; elle peut recevoir d'autres malades dans la limite des places disponibles.

Le prix de journée est de 12 francs, payé par les Ministères des Pensions et de l'Hygiène.

Station sanitaire de Clavières (par Meslay-du-Maine). — La station sanitaire de Clavières se compose de trois salles communes et d'une chambre d'isolement. Elle compte 100 lits organisés et reçoit :

1º les militaires réformés pour tuberculose pulmonaire ;

2º les civils hommes à partir de 16 ans, à condition qu'ils rentrent dans une des catégories prévues à l'article 3 de la loi du 7 septembre 1919. Le prix de la journée est de 15 francs.

Je signale qu'entre les trois départements (Mayenne, Orne et Manche) existe un projet d'agrandissement et de réorganisation qui une fois réalisé, ferait de la station un sanatorium fort bien aménagé.

De cet exposé de notre armement sanatorial dans l'Ouest, que conclure sinon que nous ne disposons que d'un nombre de lits tout à fait insuffisant pour la cure de la tuberculose pulmonaire.

On a longtemps admis qu'il fallait un lit par 5.000 habitants. Le docteur Violette concluait l'an dernier, d'après des données nouvelles, à 1 lit par 1.000 habitants, dont il réserve il est vrai un cinquième aux tuberculeux chirurgicaux. En admettant cette proportion, on voit qu'il nous faudrait, dans l'Ouest, environ 4.000 lits de sanatoriums et nous n'en possédons pas 400. Aussi nos départements éprouvent-ils la plus grande difficulté à placer leurs tuberculeux pulmonaires curables. Nous ne pouvons guère compter sur les sanatoriums des départements limitrophes ou même éloignés. La Sarthe a adressé quelques hommes à Bel-Air (Indre-et-Loire) et quelques très rares femmes à Pignelin (Nièvre). Des demandes ont été faites pour Hauteville. Le Maine-et-Loire a envoyé des malades peu nombreux à Villepinte, La Tronche (Isère), Bel-Air (Indre-et-Loire), Angeville par Hauteville. Ces deux départements, Sarthe et Maine-et-Loire, envisagent la construction à Bel-Air d'un pavillon pour hommes de 50 lits. Les Côtes-du-Nord se rallieraient à une autre formule : entente avec un département de montagne qui accepterait leurs tuberculeux pulmonaires, les Côtes-du-Nord se chargeant à leur tour des tuberculeux chirurgicaux du département d'altitude. Cette solution serait peut-être idéale s'il ne fallait compter avec l'éloignement des départements de montagne et l'esprit très casanier de nos populations.

Les résultats des premières années de fonctionnement de nos sanatoriums sont très encourageants, mais ils seraient meilleurs si les dispensaires n'y adressaient que des malades susceptibles d'y être soignés utilement.

Le docteur Le Page, médecin-directeur du sanatorium de Guervenan, en Plougonven, écrit : « Notre tâche eût été plus facile, les résultats meilleurs si tous ceux qui sont les bons agents de liaison entre le sanatorium et les malades s'étaient astreints à une interprétation plus littérale et plus uniforme du décret du 10 août 1920, restreignant l'admission au sanatorium aux seuls malades susceptibles d'y être soignés utilement..... A Plougonven, la crise a été particulièrement vive pendant les premiers mois de fonctionnement. Actuellement, l'accord semble s'affirmer sur le rôle véritable du sanatorium. Le recrutement semble tendre de plus en plus à une sélection judicieuse de vrais malades curables ou nettement améliorables. La question est complexe, nous ne l'ignorons pas, et nous connaissons les difficultés auxquelles se heurte la bonne volonté de nos confrères ».

Et le docteur Le Page ajoute : « Aux termes de la loi, la direction du sanatorium peut remédier au recrutement défectueux par la sortie du malade au cours du premier mois. Mais cette mesure nous a souvent paru d'une application pénible. Personnellement, nous avons la conviction que l'examen préalable du malade par un médecin du sanatorium, avec production des feuilles de température et des résultats cliniques précédemment acquis, serait une solution plus humaine et plus efficace ».

Il faut bien reconnaître, malgré tout, qu'il est souvent difficile de rechercher et de retenir les cas curables. Etant données d'autre part la précarité des moyens de cure, les grosses dépenses exigées par l'installation et le fonctionnement des sanatoriums bien organisés, mieux vaut consacrer les ressources financières limitées dont on dispose à l'organisation d'hôpitaux-sanatoriums et de services d'isolement dont le rendement au point de vue prophylactique, à frais égaux, est beaucoup plus considérable.

Dans l'Ouest, il n'existe, à ma connaissance, qu'un hôpital-sanatorium, l'hôpital-sanatorium de Chantenay, administré par la commission administrative des hospices civils de Nantes. On y reçoit les tuberculeux pulmonaires de Nantes et de la région appartenant aux deux sexes, de 3 à 40 ans. Les malades sont reçus gratuitement. Il existe 5 lits payants à 18 francs. L'hôpital-sanatorium comprend un pavillon de 24 lits pour hommes, un pavillon de 30 lits pour femmes, un pavillon de 30 lits pour garçons, un pavillon de 30 lits pour filles.

Comme on le sait, les hôpitaux-sanatoriums sont des établissements situés à proximité des villes, organisés pour le traitement hygiéno-diététiques et qui reçoivent toutes les catégories de tuberculeux. Ils peuvent être aménagés dans des immeubles anciens qu'on adapte sans gros frais à leur nouvelle fonction. L'essentiel est de disposer de larges espaces libres et plantés. Leurs avantages sont bien connus. Nous les reproduisons d'après la publication « L'armement antituberculeux français » : Ils suppriment les chances de contagion en séparant le tuberculeux de sa famille. Ils donnent aux malades améliorables toutes les ressources thérapeutiques susceptibles de lui permettre, après un séjour variable et sans limite, de reprendre la vie commune. Ils permettent au phtisique, qui est irrémédiablement perdu, de recevoir les soins qui lui sont dûs, et comme ils hospitalisent quantité de tuberculeux susceptibles de sortir en état satisfaisant et de reprendre le travail, ils sont préservés par cela même de la sinistre réputation d'hospices d'incurables qui les empêcherait de remplir leur rôle social. Ils doivent être et rester des hospices-sanatoriums, c'est-à-dire des établisse-

ments où l'on se sente soigné, où l'on soit suivi, surveillé et
encouragés par des médecins compétents et par des infirmières
instruites, dévouées, bienveillantes (Kuss) ».

Chacune de nos organisations départementales devrait posséder un nombre important de lits d'hôpitaux-sanatoriums. Les
Côtes-du-Nord étudient un projet départemental, les autres
départements n'ont, à ma connaissance, aucun projet. Il semble
pourtant qu'avant de construire un sanatorium coûteux, qui ne
peut recevoir que pendant un temps limité une seule catégorie
de malades, on devrait d'abord songer à créer un hôpital-sanatorium en utilisant des immeubles déjà construits. Peut-être
nos départements auraient-ils intérêt à se grouper et à s'enten-
dre pour l'achat de propriétés possédant de nombreux logements. Une pareille entente interdépartementale aurait l'avantage de permettre rapidement l'ouverture d'un ou de deux
hôpitaux-sanatoriums. Les frais de première mise, par ce fait
qu'ils seraient répartis sur plusieurs départements, seraient
relativement faibles pour chacune des organisations départementales. Par la suite, suivant les besoins, ces hôpitaux-sanatoriums seraient multipliés, chaque département pouvant avoir
le ou les siens. Ce qu'il importerait de trouver, ce seraient des
immeubles bien situés pouvant permettre d'hospitaliser de
nombreux malades. On les organiserait au mieux de la cure,
mais sans s'engager dans des constructions coûteuses.

Plus urgente encore que la question des hôpitaux-sanatoriums
est celle de l'isolement des tuberculeux incurables et en poussée
évolutive. Malgré le vœu de l'Académie de Médecine en 1913,
la recommandation du Ministre de l'Intérieur en 1916, les services d'isolement des tuberculeux dans les hôpitaux sont rares
et le plus souvent insuffisants. D'après les renseignements que
j'ai pu avoir, c'est la Loire-Inférieure qui, de nos départements
de l'Ouest, a fait jusqu'ici le plus pour l'isolement de ses tuberculeux. L'hôpital de Nantes a 60 lits d'isolement (30 d'hommes,
30 de femmes), l'hôpital de Saint-Nazaire 40 (20 d'hommes, 20 de
femmes). L'hôpital d'Ancenis, celui de Bourgneuf-en-Retz plusieurs lits. L'hôpital de Chateaubriant a construit un pavillon
spécial. Enfin, dans de nombreux petits hôpitaux ruraux, l'isolement existerait. Dans le Finistère, le Conseil Général, sur l'initiative de M. de Guébriant, a, pour susciter la création de ce
genre de lits, promis d'y contribuer dans la mesure de 30 à
75 % de la dépense, suivant les ressources des créateurs. Aussi
plusieurs localités finistériennes vont-elles créer des pavillons
spéciaux. Des pavillons s'aménagent à Brest, Saint-Pol-de-Léon,
Carhaix, Plouescat, Lesneven.

Les Côtes-du-Nord ont à Saint-Brieuc, près du dispensaire, un pavillon de 50 lits, à Loudéac 32 lits, à Lamballe 12 lits, à Tréguier 12 lits ; les services d'isolement occupent ou vont occuper le même local que le dispensaire ou un local contigu.

L'Ille-et-Vilaine dispose à l'Hôtel-Dieu de Rennes de 3 salles d'isolement dont 2 sont réservées aux hommes, 1 aux femmes, avec un nombre total de 75 lits. L'hospice de Pontchaillou possède 24 lits d'isolement et l'hôpital de Saint-Servan 28 lits.

Le Morbihan n'a de lits d'isolement que dans le seul hôpital de Lorient (26 lits d'hommes, 26 lits de femmes).

La Mayenne a des services d'isolement à Laval (boxe d'isolement dans deux salles donnant 40 lits) ; à Mayenne (locaux d'isolement complètement aménagés donnant 20 lits) ; à Château-Gontier (locaux d'isolement dans pavillon spécial donnant 23 lits).

La Sarthe possède à l'hôpital du Mans 18 lits pour femmes, 18 lits pour hommes.

Le Maine-et-Loire n'a actuellement aucun service d'isolement, mais des services sont prévus à Angers et à Saumur.

Tels qu'ils existent, nos services d'isolement sont loin de répondre à nos besoins. Trop souvent dans nos hôpitaux nos tuberculeux sont mêlés aux autres malades de la salle commune, où la transmission de la maladie, dit le professeur Léon Bernard, favorisée par l'indifférence résultant de ce caractère mixte, menace les voisins, les convalescents, le personnel, les tuberculeux eux-mêmes exposés aux surinfections répétées.

L'isolement sera réalisé soit dans des salles spéciales, soit dans des pavillons ou baraquements spéciaux. Plusieurs hôpitaux ont adopté la disposition du service de l'hôpital Laënnec (agencement de boxes pouvant contenir 2 ou 3 lits).

Dans ces services d'isolement, les malades seront soumis à une nourriture abondante, bien préparée. On leur donnera l'illusion d'une cure, et à cet égard on ne peut que prendre exemple sur certains hôpitaux suisses. L'hôpital Cadolle, à Neufchatel par exemple, qui met de petites galeries de cure à la disposition des malades. On devrait même de temps à autre faire sortir du service d'isolement un tuberculeux, de façon à donner à ceux-ci qui y vivent l'impression qu'ils ne sont pas dans un moriturium. Il va sans dire que dans ces services d'isolement les mesures de prophylaxie seront régulièrement observées.

Il serait important de multiplier ces services d'isolement pour tuberculeux incurables ou en poussée évolutive. Nous avons à faire, il est vrai, à des populations en majorité rurales qui refusent souvent leur hospitalisation dans un hôpital de ville trop lointain. Il nous faut tenir compte de cet état d'esprit et c'est pourquoi nos dispensaires ruraux qui, je l'espère, deviendront de plus en plus nombreux, devraient avoir quelques lits d'isolement à leur disposition. Plusieurs dispensaires ruraux Finistériens s'orientent dans ce sens.

Œuvres post-sanatoriales

Avant de clore ce rapport sur « le placement des tuberculeux dans nos département de l'Ouest », il me reste à dire quelques mots des « Œuvres d'après-cure ». Je ne connais qu'une seule de ces œuvres dans l'Ouest, l'Ecole de rééducation agricole de la Placellière par Château-Thibaud, s'adressant aux militaires tuberculeux réformés.

Toute organisation anti tuberculeuse départementale devrait être complétée par des œuvres de réadaptation, de rééducation, mais je reconnais bien volontiers que ces œuvres sont moins urgentes à réaliser que celles dont il a été précédemment question. Ces œuvres seraient de préférence mixtes, agricoles et industrielles ; on évitera la faute, si souvent commise autrefois, de vouloir faire obligatoirement du tuberculeux guéri ou amélioré un campagnard. Toutes les fois que cela sera possible, on aura avantage, c'est du moins la tendance actuelle, à laisser le tuberculeux revenir à son ancienne profession.

On créera donc des colonies mi-agricoles, mi-industrielles, colonies de passage pour les tuberculeux guéris, colonies permanentes pour les tuberculeux qui, susceptibles de rendement sérieux, demeurent cependant contagieux, dangereux pour l'entourage. Ces diverses créations seraient placées sous surveillance médicale rigoureuse. Contrairement à ce que l'on pourrait croire, le fonctionnement de ces colonies ne constitue pas une grosse charge pour la collectivité. Dans certaines des œuvres actuellement existantes en Europe, les bénéfices réalisés permettent même de payer les salaires. Nombre de ces colonies existent en Angleterre. On connaît celle qu'a créé Rollier à Leysin pour les tuberculeux chirurgicaux Les résultats de ces tentatives ont été heureux, mais leur rôle social devient plus manifeste quand les malades à leur sortie trouvent un métier en rapport à leurs aptitudes, grâce à un service de placement.

En Angleterre, en Amérique, certaines colonies ont un caractère spécial, ce sont de vrais villages, où les tuberculeux vivent dans leurs familles. Les habitations y sont distribuées de telle sorte que les risques sont presque inexistants pour la femme et les enfants d'ailleurs soumis à une rigoureuse surveillance médicale. Ces villages-sanatoriums représentent une très heureuse solution. Il me paraît que nous devrions étudier sérieusement le fonctionnement de ces villages-sanatoriums. De tels villages où le tuberculeux vit avec sa famille seraient acceptés avec plaisir par nos malades des départements de l'Ouest.

CONCLUSIONS

Mes conclusions seront que :

1° Un réseau de dispensaires plus complet est nécessaire pour assurer le placement rationnel des tuberculeux.

2° Les sanatoriums marins ont ou vont avoir un nombre de lits largement suffisant pour nos besoins, mais des contrats devraient exister entre eux et les départements, garantissant à ceux-ci le nombre de lits nécessaires.

3° Le véritable rôle des sanatoriums pour pulmonaires n'est pas encore aujourd'hui toujours bien compris. D'autre part, le nombre de lits dont disposent ces établissements est très insuffisant, mais dans les conditions actuelles de la lutte mieux vaut développer d'abord les services d'isolement et les hôpitaux-sanatoriums.

4° Les hôpitaux-sanatoriums sont à peu près inexistants dans l'Ouest. Pour favoriser leur développement une entente interdépartementale serait peut-être utile.

5° L'isolement des tuberculeux devrait exister dans chaque hôpital et de plus chaque dispensaire rural devrait posséder quelques lits d'isolement.

6° Quoique moins urgentes, les œuvres post-sanatoriales sont à créer sous forme de colonies mixtes, agricoles et industrielles. On ne peut que préconiser la conception du village-sanatorium.

DIRECTIVES GÉNÉRALES ET OFFICIELLES

de lutte anti-tuberculeuse actuellement adoptées dans nos départements de l'Ouest

PAR M. LE DOCTEUR QUELMÉ

EXPOSÉ CRITIQUE

Depuis la guerre, l'armement anti-tuberculeux de nos différents départements de l'Ouest a été, dans l'ensemble, suffisamment poussé pour qu'il ait paru utile au comité organisateur du congrès de St-Brieuc, de m'inviter à en faire un exposé, qui permettrait aux départements, dont l'organisation n'est pas encore terminée, de profiter de l'expérience de ceux dans lesquels elle est plus avancée ; nous devrons donc rapidement examiner chacun des organismes essentiels de cette lutte dont la base comprend les dispensaires, les sanatoria, les services d'isolement et les œuvres de préservation ; nous négligerons à dessein les directives hors de conteste et actuellement admises par tous pour nous attarder davantage à celles qui sont encore, suivant l'orientation des organisateurs, sujettes à certaines divergences : mais avant d'entrer dans ces détails, nous avons à cœur d'insister sur certains facteurs sociaux dont l'interprétation courante nous a souvent paru retarder les efforts nécessaires à la bonne marche de l'œuvre, et au premier rang nous plaçons les rapports de la tuberculose et de l'alcoolisme.

TUBERCULOSE ET ALCOOLISME

Cette association, en dehors de certains milieux médicaux, est encore considérée comme un dogme intangible, et je n'ai jamais pris contact dans une localité avec un comité de dispensaire en formation sans que l'un de mes auditeurs, souvent le plus intellectuel, ne m'ait assuré, avec un geste de découragement, que tout notre programme de lutte et nos efforts seraient vains, si nous n'arrivions pas à détruire l'alcoolisme sévissant d'une façon navrante dans la localité... Force m'était donc de combattre ces aphorismes fameux « que l'alcoolisme fait le lit de la tuberculose », et que « la phtisie se prend sur le zinc ».

Aphorismes d'autant plus célèbres que la notoriété de leurs promoteurs avait aidé à leur diffusion.

Je néglige ici volontairement, en ce milieu social autant que médical, les arguments scientifiques que j'opposais à mes contradicteurs, fort de l'opinion précise et arrêtée de maîtres tels que les professeurs Calmette et Léon Bernard, les docteurs Dumarest, Kuss et Rist pour ne citer que les principaux, et j'affirme qu'il est dangereux et décourageant d'intriquer la lutte contre la tuberculose et la lutte contre l'alcoolisme ; elles ont toutes deux leur intérêt et pour ma part je trouve qu'il serait moral de voir les alcooliques seuls devenir tuberculeux, mais c'est hélas l'exception puisque sur les 150.000 tuberculeux qui meurent en France tous les ans, on relève à peine 10.000 alcooliques, le plus gros contingent restant étant composé d'enfants, d'adultes, de femmes ou jeunes filles non suspects à cet égard.

En présence de sa majesté l'alcool, toute puissante et paraissant actuellement inattaquable, il serait vraiment décevant de penser que nous en serions réduits contre la tuberculose, à la lutte des bras croisés.

Il faut avoir le courage, au point de vue social, d'oublier ces boutades célèbres et répéter à tous nos collaborateurs de bonne volonté « que jamais l'alcoolisme ne fait le lit de la tuberculose » « que jamais la phtisie ne se prend sur le zinc » et affirmer que toujours ce qui fait le lit de la tuberculose c'est le tuberculeux contagieux non diagnostiqué ou non éduqué.

Ces principes directeurs, bien connus de nos infirmières visiteuses depuis leur stage technique, devront toujours être la base de notre action prophylactique et sociale.

TUBERCULOSE ET TAUDIS

Bien intéressants également sont les rapports de la tuberculose et des taudis, surtout dans les villes populeuses ou dans les centres ouvriers ; bien souvent au cours d'échange d'idées pour l'organisation de lutte anti-tuberculeuse, des gens bien intentionnés, quelquefois des médecins, m'affirmaient que nous étions voués à l'impuissance avant d'avoir fait disparaître les taudis. Il est indéniable et personne d'entre nous n'en doute « que de toutes les fleurs, la fleur humaine est celle qui a le plus besoin d'air, et que là où entre le soleil, n'entre pas la maladie ». Nous devons donc de toutes nos forces diminuer ces taudis et encourager le développement des habitations ouvrières et à bon marché.

Dans le Finistère nous sommes en contact intime avec

l'office public départemental d'habitations à bon. marché, qui stimule l'initiative des particuliers et sollicite le concours le plus actif des communes.

Mais n'oublions pas que le plus grand danger du taudis c'est la promiscuité d'une famille avec un tuberculeux contagieux non reconnu et non éduqué ; le même risque subsiste dans un château à larges ouvertures si le malade dissémine ses bacilles autour de lui.

Enfin après la terrible guerre qui nous a été imposée et la dévastation de plusieurs départements, l'impérieuse nécessité de reconstruire d'abord nos régions envahies, ajoutée au prix excessif des matières premières et de la main-d'œuvre actuelle, doivent cependant ne pas trop nous écarter de la réalité ; en ces temps de crise de logements, quoique nous fassions, il y aura encore pendant longtemps, des taudis qu'il sera nécessaire d'habiter ; or la lutte pratique contre la tuberculose doit se faire immédiatement, au besoin par des moyens de fortune.

Donc assainissons indirectement les taudis en diagnostiquant d'une façon précoce les tuberculeux qui les habitent et en les éduquant avec la conviction qu'une famille de gens sains habitant un taudis, verra rarement éclore parmi ses membres des cas graves de tuberculose, malgré les mauvaises conditions d'hygiène, inhérentes à l'habitation.

Ici encore la collaboration et le dévouement de nos infirmières visiteuses, chargées de faire à domicile l'application des principes prophylactiques, remédieront, pour une grande part aux difficultés que nous venons de signaler.

Nous devons maintenant approfondir en détails, la marche rationnelle et progressive des éléments formant le trépied de la lutte anti-tuberculeuse et nous commencerons par les dispensaires.

DISPENSAIRES

Parmi les facteurs actifs de lutte anti-tuberculeuse le dispensaire est vraiment la cheville ouvrière de l'œuvre et l'organisme de tout premier plan ; en effet, véritable centre de dépistage et de triage des tuberculeux, il prend avec eux et avec leurs familles, un contact qui ne doit plus jamais être perdu, grâce au fichier central dont nous étudierons plus tard le merveilleux mécanisme.

L'organisation matérielle du dispensaire diffère évidemment suivant qu'il est

A — Dispensaire central ou d'arrondissement avec ses salles

d'attente vastes et spacieuses, avec plusieurs cabinets médicaux, avec laboratoires, service de laryngologie et de rayons X, outillés suivant les derniers perfectionnements modernes.

B — Dispensaire local ou cantonal plus modestement aménagé, mais comprenant toujours salle d'attente, cabinet d'infirmières et cabinet médical.

C. — Dispensaires ou consultations volantes comprenant dans un local réservé ordinairement à tout autre usage une ou deux pièces susceptibles de servir à des consultations mensuelles et d'atteindre par là-même des malades trop éloignés d'un dispensaire fixe.

Ces trois variétés de dispensaires sont évidemment susceptibles de modifications suivant : 1° La population plus ou moins dense d'un département ; 2° suivant sa topographie, ses routes et voies ferrées, la prédominance de villes ouvrières ou de peuplades rurales etc., etc. C'est ainsi que le Finistère pssséde actuellement un nombre élevé de dispensaires cantonaux, alors que la Loire-Inférieure possède une majorité de dispensaires de ville ; mais il semble cependant particulièrement intéressant d'attirer l'attention des comités de nos départements de l'Ouest sur les services que peuvent rendre les consultations ambulantes dans nos campagnes, ce mode de propagande devenant ainsi un moyen d'éducation populaire, et je ne saurais trop dans ces circonstances recommander le concours le plus large de tous les éducateurs de l'enfance, instituteurs, institutrices notamment.

L'organisation du personnel chargé du fonctionnement du dispensaire doit également être l'objet de toute notre attention : avec juste raison il est communément adopté qu'un dispensaire digne de ce nom ne peut fonctionner sans le concours d'une infirmière diplômée d'une des écoles actuellement reconnues, présentant par suite les références techniques nécessaires pour l'éducation des malades ; l'expérience nous a du reste montré le bien fondé de ces directions et actuellement c'est un agréable devoir pour nous d'affirmer que le zèle et le dévouement des infirmières inspectrices et des infirmières visiteuses a grandement contribué aux succès que nous enregistrons.

Mêmes références paraissent indispensables pour le médecin chargé des consultations du dispensaire, et ce point de vue doit nous arrêter avec insistance, en présence des divergences nombreuses dans nos différents départements.

Nous commençons par exclure de façon formelle le système du roulement, dont nous avons dans le Finistère, supporté les méfaits pendant une période assez longue pour le condamner à jamais, et nous restons en présence des *modus faciendi* suivants, toujours subordonnés au principe bien connu « que tant vaut le médecin directeur, tant vaut le dispensaire. »

1° Nomination au concours, sur titres ou après épreuves, d'un nombre restreint de médecins spécialistes résidant dans différents centres du département et chargés à jours fixes de la consultation de plusieurs dispensaires ; ces médecins rétribués par le Comité départemental ou l'Office d'hygiène sociale, reçoivent des frais de déplacement déterminés et prennent par contre l'engagement de ne pas faire de clientèle ; ce système copié sur l'organisation américaine du département d'Eure-et-Loire est actuellement en usage dans le Finistère, dans la Mayenne et le Maine-et-Loire, avec quelques variantes : il a recueilli toute la faveur des syndicats médicaux locaux, ce qui ne veut cependant pas dire à mon avis que cette façon de faire soit la meilleure.

2° Nomination au choix des confrères exerçant déjà dans le département, après entente avec les syndicats médicaux locaux : ces confrères devront accomplir un stage de perfectionnement susceptible de les initier à leurs nouvelles fonctions ; si le dispensaire est important et nécessite plusieurs consultations hebdomadaires, il faudra de toute évidence, autant de médecins que de jours de consultations de façon à ne pas interchanger les malades ; de plus l'un des confrères sera le médecin chef du dispensaire spécialement chargé de maintenir la cohésion dans les méthodes de travail, dans la rédaction des fiches et des rapports sociaux, dans les relations avec les infirmières inspectrices, les comités locaux et le comité central ; c'est le mode actuellement à peu près adopté dans les Côtes-du-Nord, l'Ille-et-Vilaine, la Loire-Inférieure et le Morbihan.

En résumé ce service de consultations est analogue au service des médecins des différents hôpitaux de nos villes de province, lesquels conservent leur entière liberté professionnelle, vis-à-vis de la clientèle.

Ce système est à mon avis particulièrement avantageux : 1° pour le dispensaire à la condition formelle que les heures de service y soient strictement assurées ; 2° pour les malades dont beaucoup sont déjà connus par le médecin consultant qui parle souvent leur langue et connaît plus particulièrement les préjugés qu'il a à combattre et les points faibles sur lesquels doit porter son autorité.

Il semble que les confrères locaux ne puissent véritablement pas prendre ombrage de cette spécialisation partielle, car il est évident que le temps consacré au dispensaire, par ce confrère,

à l'examen de tuberculeux, douteux ou avérés, et à l'établissement de diagnostics exacts le met dans l'obligation de négliger
certaines autres branches, dont bénéficieront naturellement les
confrères non spécialisés.

Quel que soit le système en vigueur, la collaboration du corps
médical doit être entière et sans arrière-pensée, suivant la pit-
toresque formule du regretté professeur Landouzy que nous
devons tous être bien plus des pourvoyeurs de santé que des
« guérisseurs de maladie », et surtout dans le cas qui nous
occupe « des empêcheurs de tuberculose ». Avouons du reste
que si quelques-uns d'entre nous ont paru se désintéresser de ce
rôle social, leur excuse provenait en grande partie, surtout pour
nos générations médicales d'avant-guerre, de ce qu'ils n'avaient
pas reçu pendant leurs études une orientation nécessaire dans
les différentes facultés : actuellement, partout l'éducation médicale, après le généreux mouvement de nos confrères de la mission Rockefeller, se complète, et l'assurance que la lutte anti-
tuberculeuse ne porte aucun préjudice à nos intérêts matériels
ou aux directives de nos syndicats, rend l'union de tous obligatoire dans un avenir prochain ; que de fois du reste, n'avons-
nous pas vu les détracteurs de la veille devenir nos meilleurs
collaborateurs du lendemain, après contact avec nos infirmières visiteuses et l'évidence de leur rôle prophylactique tout
à fait spécial.

Car il ne faut pas oublier que le dispensaire, après avoir
dépisté et diagnostiqué le tuberculeux, doit surtout chercher à
assurer la prophylaxie de la maladie dans l'entourage du
malade. L'ensemble des fiches sociales et médicales compose le
dossier familial, qui est la base de l'action du dispensaire, et
d'où dérivent toutes les décisions à prendre, telles que traitement du malade à domicile, à l'hôpital, ou au sanatorium, placement des enfants sains, placement des enfants légèrement
atteints dans les préventoriums ou dans les sanatoria, lesquels
parmi ces différents rouages, méritent tout particulièrement
notre attention.

SANATORIA

Le sanatorium, instrument de cure de la tuberculose, à l'encontre du dispensaire, instrument de prophylaxie, est depuis la
loi Honnorat obligatoire dans chaque département, ou à défaut
entre plusieurs départements après entente entre eux.

Dans nos départements de l'Ouest dont cinq sont baignés par
la mer, la part a été faite très large aux sanatoria marins pour
tuberculeux osseux et ganglionaires puisque nous en relevons

six, soit : 1º dans les Côtes-du-Nord, le sanatorium de Trestel-Port-Blanc, actuellement, a 30 lits d'enfants avec 200 lits en prévision ;

2º Dans le Finistère le sanatorium de Perhardy-Roscoff pour enfants des deux sexes, actuellement a 300 lits avec prévision de 500 lits ;

3º Dans la Loire-Inférieure les sanatoria de Pen-Bron à 600 lits garçons et filles — de Mindin 120 lits hommes et femmes — de Saint-Jean de Dieu (le Croisic) pour enfants et jeunes gens ;

4º Dans le Morbihan le sanatorium de Ker Pape, 1.000 lits, pour enfants et adultes des deux sexes.

Les sanatoria pour tuberculeux pulmonaires comprennent :

1º Dans l'Ille-et-Vilaine, l'établissement de Ponchaillou avec 20 lits pour fillettes et jeunes filles et prévision de 40 lits.

2º Dans le Morbihan : le sanatorium de Moncan-Auray avec 37 lits d'hommes.

3º Dans la Mayenne : le sanatorium de Clavières avec 50 lits d'hommes et prévision de 150 lits.

4º Dans le Finistère : le sanatorium du Porsmeur-Morlaix avec 20 lits de femmes, et enfin le sanatorium populaire de Guervenan en Plougonven avec 230 lits pour hommes et enfants des deux sexes de 11 à 16 ans ; à 133 mètres d'altitude, existent plusieurs pavillons, complètement séparés des services généraux, et construits sur les plans des meilleurs établissements américains ; chaque dortoir, occupé par une seule rangée de lits, n'est séparé de la galerie de cure que par des châssis vitrés pouvant s'ouvrir complètement, depuis le sol jusqu'au plafond Edifié pendant la guerre avec les fonds votés par le Conseil général, et de fortes subventions d'Etat, ce sanatorium modèle peut être difficilement imité à l'heure actuelle et restera probablement unique dans son genre. Faut-il s'en réjouir ? nous sommes loin hélas des affirmations du regretté professeur Brouardel « que hors le sanatorium il n'y a pas de salut pour le tuberculeux. »

Il est toujours entendu que le tuberculeux soigné au sanatorium prendra de bonnes habitudes d'hygiène, qu'il gardera plus facilement dans la suite ; mais que vaut le sanatorium populaire comme instrument de lutte ? au point de vue social je n'hésite pas à dire rien ou à peu près.

Le choix judicieux des malades à y admettre, le temps de séjour assez court pour permettre l'admission d'un nombre plus élevé de malades, la récupération au travail des sortants, après amélioration plutôt que guérison, constituent un rendement social absolument chimérique et d'un tel prix de revient,

que les sanatoria populaires semblent à la réflexion les facteurs de tout dernier plan dans la lutte anti-tuberculeuse.

Combien je préférerais pour les départements qui ne possèdent pas encore de sanatorium pour tuberculeux pulmonaires, l'organisation d'hôpitaux-sanatoriums, conçus beaucoup
moins dans l'idée de guérir quelques tuberculeux, relativement
encore peu touchés, que dans celle d'hospitaliser le plus grand
nombre possible de tuberculeux présentant des lésions difficilement curables, mais cependant encore susceptibles d'amélioration ; c'est de cette catégorie de tuberculeux, dit le professeur Bezançon, qu'il faut surtout se préoccuper si l'on veut
entreprendre efficacement la lutte contre la tuberculose.

Dans l'intervalle de leurs poussées, dit-il encore, même avec
des lésions souvent très étendues, beaucoup de tuberculeux
apyrétiques ne relèvent pas plus de l'hôpital que du sanatorium avec sa conception actuelle et cependant dans leurs
foyers ils contaminent leurs proches : à l'hôpital-sanatorium,
installé à proximité d'une ville, avec peu de frais, dans de
grands hospices suburbains, d'anciens couvents, d'anciens
séminaires, d'anciens châteaux avec leurs dépendances, ils
trouveraient, au milieu de parcs ombragés, des galeries de
cure, et les conditions qu'ils croient nécessaires à leur guérison.

De plus ces hôpitaux-sanatoriums, avec leurs différents
quartiers de malades légers, plus avancés ou grabataires, permettent un passage discret d'un quartier à un autre suivant
les différentes évolutions de la maladie : nous avons pu pendant la guerre étudier de près la question dans un hôpital
sanatorium de 400 lits, avec 4 quartiers différents, groupés
sous la même administration, et nous convaincre des bons
résultats moraux et matériels de cette organisation.

A l'heure actuelle, dans nos départements de l'Ouest la
Loire-Inférieure seule possède un établissement de ce genre
avec son hôpital-sanatorium de Nantes-Chantenay comprenant
4 pavillons de chacun 30 lits environ pour hommes, femmes,
garçons et filles.

Nous ne saurions trop affirmer, en présence de l'hostilité de
certaines municipalités mal informées à ce sujet, que le voisi-
nage de ces hôpitaux-sanatoriums ne constitue pas un danger
public, quand ils fonctionneront conformément aux règles de
l'hygiène ; et dans les départements qui n'ont pas encore pro-
cédés à la construction onéreuse d'un sanatorium type, il est
beaucoup plus utile de consacrer les ressources financières
forcément limitées, dont on dispose, à l'organisation d'un hôpital

sanatorium dont le rendement au point de vue prophylactique
et à frais égaux est beaucoup plus considérable.

SERVICES D'ISOLEMENT

Mais les hôpitaux-sanatoriums ne peuvent remplacer complètement les services hospitaliers d'isolement ; cette question
semble résolue depuis de longues années sur le papier, puisqu'en 1903 les commissions administratives de tous les hôpitaux et hospices de France recevaient l'ordre de consacrer
dans chaque hôpital des chambres, salles ou quartiers spéciaux
pour l'isolement des tuberculeux : mais hélas ! à part quelques
essais timorés, cette question était bien lettre morte jusqu'à la
guerre et l'on pouvait toujours dire, avec le regretté professeur
Debove, « que le plus grand danger menaçant un malade entrant
à l'hôpital pour affection aigüe était d'en sortir tuberculeux ».

Il est incontestable en effet que le séjour en salle commune
de tuberculeux pulmonaires est un facteur dangereux de diffusion ; et quand nous passons en revue le nombre restreint des
lits d'isolement de nos départements de l'Ouest, nous trouvons
que les débouchés des dispensaires sont vraiment bien réduits.

Dans les Côtes-du-Nord il existe 105 lits d'isolement pour dix
dispensaires.

Dans l'Ille-et-Vilaine 140 lits pour 7 dispensaires ;

Dans la Loire-Inférieure, 125 lits pour 9 dispensaires ;

Dans la Mayenne, 35 lits pour 4 dispensaires ;

Dans le Morbihan, 52 lits pour 6 dispensaires.

Et dans le Finistère enfin nous ne possédons pas encore un
seul lit d'isolement, mais cette question, depuis déjà longtemps
à l'étude, recevra sous peu un commencement d'exécution.

Il faut avouer du reste que l'isolement hospitalier des tuberculeux dépend beaucoup moins de nos comités départementaux
que des différentes commissions administratives : or, ces der-
nières, souvent préoccupées du prix de revient de la journée
des malades, reculent devant l'engagement de certaines dépenses ; aussi je signale l'initiative du Conseil général du Finistère,
à la demande de notre comité départemental, de subventionner
les hôpitaux ou hospices qui créeront des services d'isolement
pour tuberculeux, dans des proportions pouvant parfois atteindre la moitié des dépenses engagées.

Pour terminer l'étude de notre exposé critique nous devons
passer en revue les œuvres de préservation de l'enfance : ici
nous sommes tous d'accord que c'est la partie prophylactique
la plus importante, et je suis heureux de constater l'heureuse

application de ces principes dans tous nos départements de l'Ouest.

Je ne veux pas empiéter sur le rapport très précis et très complet de mon distingué confrère Prouff et je ne citerai volontairement aucune des œuvres fonctionnant dans nos départements comme filiales Grancher, préventoriums, écoles de plein air, colonies de vacances, écoles agricoles, etc.

C'est là qu'est l'avenir d'une prophylaxie bien comprise et c'est de ce côté que sera rapidement tangible la décroissance de la morbidité par tuberculose.

Pour le développement de ces œuvres on ne dépensera jamais assez d'argent.

FICHIER CENTRAL

La cohésion intime des organismes de prophylaxie, de cure, ou d'isolement est indispensable pour permettre de suivre leur marche normale, et nécessite dans chaque département l'existence d'un fichier central, chargé de recueillir et conserver les documents obligatoires pour l'établissement des statistiques de mortalité et de morbidité par tuberculose.

Ce fichier central est évidemment un mode de déclaration déguisée de la tuberculose à laquelle on arrivera fatalement pour l'organisation d'une lutte rationnelle. Comment en effet, si on n'est pas exactement averti du chiffre des décès annuels et du chiffre des malades en évolution, prévoir en nombre suffisant les lits d'isolement nécessaires dans les hôpitaux-sanatoriums et dans les sanatoria ?

Comment savoir le nombre d'enfants à préserver sans fichier central, cheville obligatoire non seulement du travail à effectuer dans un département, mais encore des rapports à établir avec les départements voisins, quand un malade change de domicile.

Organisé avec discrétion (et une expérience de quelques mois dans le département du Finistère nous permet d'en parler en connaissance de cause) ce travail n'a rencontré nulle part aucune désapprobation.

Et puis enfin qui dit lutte contre la tuberculose suppose bien souvent une résistance à vaincre, résistance dans l'éducation du public, résistance à la soumission aux conseils d'hygiène, ou aux divers moyens prophylactiques applicables aux contagieux.

Mais vraiment ne semble-t-il pas que, si nous n'avions pas en face de nous un ennemi aussi redoutable, la lutte contre la tuberculose perdrait beaucoup de son intérêt social.

En résumé, et comme conclusions, il nous semble :

1º Que la lutte anti-tuberculeuse est actuellement engagée d'une façon rationnelle dans la majorité de nos départements de l'Ouest.

2º Qu'il y a lieu de compléter, le plus rapidement possible, le nombre suffisant de dispensaires, ou de consultations volantes permettant d'atteindre le plus grand nombre de malades.

3º Qu'on doit préférer dans les départements ne possédant pas encore de sanatoriums populaires, l'organisation moins couteuse d'hôpitaux-sanatoriums.

4º Qu'il est nécessaire de développer dans tous les hôpitaux ou hospices le nombre des lits d'isolement pour tuberculeux.

5º Qu'il faut continuer à multiplier dans la mesure du possible toutes les œuvres de préservation de l'enfance.

6º Enfin, que tous les organismes de lutte anti-tuberculeuse soient, dans chaque département, en liaison constante, par l'intermédiaire d'un fichier central.

L'assistance aux tuberculeux
et à leurs familles

Comité de secours et de patronage agissant en annexe des dispensaires d'hygiène sociale

PAR M. LE Dr MORAND

Une législation anti-tuberculeuse restera incomplète tant qu'elle n'aura pas prévu l'allocation de secours aux tuberculeux et à leur famille. Cette notion fondamentale est acceptée par les législateurs eux-mêmes. Un projet de loi en date du 16 janvier 1919 a été déposé par le gouvernement. Ce projet, relatif à la déclaration obligatoire de la tuberculose pulmonaire ouverte, prévoit l'allocation d'une subvention aux familles dont le soutien est hospitalisé de ce fait.

« Une proposition de loi a été présentée à la Chambre des Députés par M. Merlin, le 16 mai 1919 et tend à coordonner les différents textes relatifs à l'assistance aux tuberculeux et à la prophylaxie de la tuberculose. Elle prévoit, outre l'assistance médicale et l'hospitalisation, un secours alimentaire pendant une période maxima de trois mois à tout tuberculeux soigné à domicile sous le contrôle du dispensaire et un secours de famille qui pourrait atteindre la moitié du salaire du malade et être prolongé de trois en trois mois aussi longtemps qu'il serait reconnu nécessaire. » (Dr Tobé).

En attendant le vote de ces lois par le Parlement, il importe d'organiser d'une manière efficace l'assistance aux tuberculeux et à leur famille. Dans un remarquable travail qu'il nous a été permis de consulter, M. le Dr Tobé a montré combien l'action des dispensaires serait renforcée et prolongée s'ils pouvaient venir matériellement en aide à leurs malades. Parmi les arguments présentés par cet auteur deux surtout nous semblent indiscutables.

1º Les secours donnés à la famille du tuberculeux facilitent l'hospitalisation du malade.

2º Les secours permettent au domicile du tuberculeux des visites plus fréquentes et qui sont assurées ne pas être importunes. L'action de la visiteuse d'hygiène et avec elle, l'action prophylactique du dispensaire en est grandement facilitée.

Il ne convient pas cependant d'exagérer le rôle de l'assistance au malade soigné à domicile, comme moyen de prophylaxie de la tuberculose, jusqu'à l'opposer au placement du tuberculeux dans un établissement d'hospitalisation ou de cure et de ses enfants dans un lieu de prévention. Il faut proclamer bien haut au contraire que ce sont ces placements qui constituent la meilleure façon de lutter contre la diffusion de la tuberculose. Mais dans l'état actuel de « l'armement antituberculeux » dans nos départements de l'Ouest, de tels placements systématiques sont irréalisables et tout ce qui peut être fait pour y suppléer est d'un intérêt immédiat.

Le dispensaire peut-il être un organe d'assistance ? Et dans quelles conditions ?

Nous n'envisagerons pas toutes les formes que peut revêtir, émanant de l'initiative privée, l'assistance au malade et à sa famille. Nous ne parlerons ni du placement du tuberculeux en pavillon d'isolement ou en sanatorium, ni du placement de ses enfants en préventorium, école de plein air, œuvres Grancher, etc. . Il s'agit là à proprement parler de véritables organismes anti-tuberculeux qui supposent une organisation dépassant le cadre d'un dispensaire.

Nous n'étudierons, dans ce rapport, que l'assistance aux tuberculeux pris en charge par nos dispensaires locaux, que nous ne pouvons pour l'une ou pour l'autre raison adresser à l'établissement d'hospitalisation ou de cure qui convient à leur état, qu'il faut par conséquent garder à leur domicile et secourir si nous voulons empêcher qu'ils ne soient la source de nouvelles contaminations.

Les secours que réclament ces malades sont déterminés par leur situation sociale d'abord et par la gravité de leur état. Si nous leur interdisons tout travail et si ce travail faisait vivre toute la famille, on comprendra que les secours qui leur sont nécessaires sont de toute nature et de tout instant.

Le nombre des familles qu'il faudra secourir est fonction de l'activité du dispensaire. Leurs besoins seront révélés par l'enquête de la visiteuse d'hygiène. Nous ne pouvons accepter en ce qui concerne l'assistance aux tuberculeux cette classification administrative et si souvent arbitraire en indigents et non indigents. Une famille peut ne pas être nécessiteuse quand le travail de son chef lui fournit les moyens réguliers d'existence et le devenir aussitôt qu'elle en est privée. Si cependant des nécessités budgétaires obligent les dirigeants des dispensaires à faire une sélection, ils doivent se laisser guider par les principes suivants :

1º Le dispensaire est un organe de dépistage de la tuberculose et de prophylaxie de cette maladie ; s'il entreprend de venir matériellement en aide à ses malades c'est dans le but de leur permettre de s'isoler, de vivre au repos, et de ne pas disséminer la contagion.

2º Les familles secourues par lui seront celles qui accepteront d'être visitées régulièrement et d'être soumises au contrôle de la visiteuse d'hygiène et de toute autre personne chargée par le Conseil d'administration du dispensaire de ce soin.

3º Au contraire seront exclus du bénéfice des secours toute famille de malade indiscipliné n'observant pas les prescriptions médicales et hygiéniques, retournant à son travail alors qu'il accepte des subsides donnés en raison de son invalidité.

En un mot, si le dispensaire prend l'initiative d'organiser l'assistance au tuberculeux soigné à domicile, il ne doit le faire que dans le but de favoriser la prophylaxie de la tuberculose.

Donner, dit le Dr Tobé, quand le but ne peut-être atteint, c'est faire du gaspillage.

Comment pouvons-nous actuellement secourir les tuberculeux soignés à domicile et leur famille ?

1º *Bureaux de Bienfaisance.* — Nous pouvons les recommander à la sollicitude des Bureaux de bienfaisance et à la charité privée, mais les secours reçus par cette voie sont essentiellement transitoires. Il serait préférable à notre avis de demander aux bureaux de bienfaisance et aux personnes charitables de verser la somme annuelle qu'ils voudraient bien réserver à nos tuberculeux indigents aux comités de secours et de patronage fonctionnant en annexe des dispensaires (comité dont nous allons parler dans un instant). Ceux-ci se chargeraient de répartir les secours d'aliments, vêtements, chauffage, etc. d'une façon régulière et prolongée.

2º *Application de l'article 20 de la loi du 14 juillet 1905.* — Relative à l'assistance obligatoire aux vieillards, infirmes et incurables privés de ressources. Il ne faut guère compter sur cet appoint. Outre que le taux des allocations prévues est insignifiant, nous rencontrerions les plus grandes difficultés à faire considérer un tuberculeux comme un incurable. Il faut attendre le vote de nouvelles dispositions comme celles dont nous avons parlé au début de cette exposé pour que l'assistance au tuberculeux, soigné à domicile, et à sa famille revête un caractère légal.

3° Secours délivrés par le dispensaire anti-tuberculeux lui-même. — S'il est vrai de dire que le dispensaire d'hygiène sociale, tel qu'il est défini par la loi du 15 avril 1916, ne distribue aucun secours, « qu'il met à la portée du public les moyens de dépistage de la tuberculose et, par l'intermédiaire de son infirmière visiteuse, un enseignement pratique de la prophylaxie de cette maladie »; il est non moins certain que beaucoup de nos dispensaires réservent dans leur budget une part plus ou moins grande, pour délivrer quelques secours à leurs malades sur la forme d'aliments, objets mobiliers, médicaments, antiseptiques, etc.. C'est une façon de les retenir, de les encourager à se faire examiner plus souvent. Il faut tenir compte de la mentalité du public indigent, dont l'éducation médicale et hygiénique est loin d'être faite, et qui n'apprécierait pas une consultation qui ne serait pas suivie d'une ordonnance, et de quelques libéralités.

Nous ne pouvons cependant admettre que le dispensaire gaspille son budget dans l'achat de médicaments que les malades nécessiteux peuvent obtenir par la voie de l'assistance médicale gratuite, et par l'achat d'aliments qui, donnés à intervalles irréguliers, sont en général employés à l'alimentation familiale, sans profit pour le malade où quelquefois sont inemployés, n'étant pas appréciés par ceux qui les reçoivent.

Le dispensaire au contraire ne sortira pas du cadre de son action prophylactique en cherchant à favoriser, fût-ce par l'allocation de secours, l'isolement du malade. Le minimum exigible en matière d'isolement du tuberculeux est de le faire coucher seul dans son lit. Le dispensaire peut et doit avoir en réserve un certain nombre de lits de fer faciles à désinfecter, et qui seraient prêtés aux familles suivant leurs besoins.

Il pourrait encore délivrer, à titre de prêts, quelques objets mobiliers : literie, draps, cuvettes, seaux de toilette, chaise-longue, etc.., sans parler des crachoirs, dont la distribution lui incombe.

Il réalisera par l'intermédiaire de l'infirmière-visiteuse l'assainissement du logis et fournira gratuitement la chaux, le crésyl, l'eau de javel et le matériel nécessaire à leur emploi.

Les secours de loyer permettent la location d'une pièce supplémentaire ou d'un appartement plus spacieux. Donnés dans de but de fournir au malade une chambre séparée, ils rendent l'isolement beaucoup plus effectif.

Ils sont, au point de vue prophylactique, les plus utiles des secours. Nous croyons qu'un dispensaire qui ne disposerait que d'un budget modeste mais suffisant cependant pour en réserver une part à l'assistance à ses malades, aurait intérêt à la consacrer tout entière à des secours mobiliers et immobiliers.

Nous ne voyons vraiment pas la nécessité ni même l'utilité de créer pour ces allocations de secours immobiliers des Comités spéciaux. Il appartient au service social du dispensaire d'en assumer la charge. La répartition en serait faite dans une réunion du Conseil d'administration du dispensaire, après lecture du rapport de la visiteuse d'hygiène, et avis du médecin-chef.

Il serait intéressant de créer au sein du service social du dispensaire, comme le conseille le docteur Tobé, une véritable agence de location chargée de trouver pour les familles inscrites, à la place du taudis que trop souvent elles habitent, un logis plus salubre. Nous ne nous faisons aucune illusion sur les difficultés que rencontreraient les personnes dévouées qui voudraient bien se charger de ce service. Dans un temps où la crise des loyers est aiguë et où la loi de l'offre et de la demande joue avec toute son ampleur et tout son égoïsme, ce ne sera sûrement pas une recommandation pour un propriétaire que d'être tuberculeux. Nous pouvons tout de même espérer que, la propagande anti-tuberculeuse aidant, quelques esprits moins intéressés et plus éclairés comprendraient la portée sociale de cette œuvre et répondraient à son appel.

Dans le même esprit, on pourrait s'adresser aux sociétés d'habitations à bon marché qui construiraient des maisons destinées à être louées à des familles nombreuses. Ces Sociétés font en général appel aux municipalités pour obtenir la garantie de leurs emprunts. Le service social du dispensaire, en demandant au Conseil d'administration de ces sociétés immobilières de réserver aux familles visitées par lui, une partie, au moins, des loyers vacants, pourrait se faire appuyer par les municipalités garantes.

4° *Comités de secours et de patronage fonctionnant en annexe des dispensaires.* — Nous estimons que les secours de loyers et les prêts d'objets mobiliers résument à peu près toute l'aide matérielle que, dans l'état actuel des choses, le dispensaire peut apporter à ses malades et à leurs familles, par lui-même, sans faire appel à d'autres organisations.

Encore, avons-nous dit, pour fonctionner comme agence de location, son service social, qui est bien souvent composé de l'unique infirmière-visiteuse, doit-il être étendu, et le concours d'un ou plusieurs membres du Conseil d'administration, concours effectif, concours laborieux, doit-il lui être acquis.

Nous ne pensons pas qu'il lui soit possible de faire davantage et de fournir aux tuberculeux les secours en nourriture, vêtements, chauffage qui leur sont nécessaires.

Nous préférons voir se constituer à ses côtés des Comités nouveaux, « Comités de secours et de patronage » ayant leur organisation propre, leurs statuts, leur règlement intérieur, leur budget autonome, et qui prendraient la charge d'assurer en proportion de leurs ressources, la distribution de ces secours : nous y voyons les plus grands avantages.

1º Le budget d'un dispensaire est trop modeste pour qu'il puisse songer à délivrer des secours qui, par leur nature même, ont besoin d'être incessamment renouvelés.

2º Si, par extraordinaire, le dispensaire réussissait à réunir les fonds suffisants pour entreprendre une distribution régulière de secours, il serait à craindre que ce ne soit, en fin de compte, l'infirmière-visiteuse qui dût se charger de ce service. Or, celle-ci ne doit en aucun cas être distraite de l'œuvre prophylactique qu'elle a à accomplir. Le personnel technique du dispensaire, médecin et infirmière, n'a aucun intérêt d'ailleurs à être mêlé directement aux distributions de secours. Le public indigent n'en comprend pas toujours le caractère et il peut se produire des jalousies et des mécomptes qui pourraient au moins gêner la visiteuse dans ses visites à domicile, et le médecin dans son influence sur ses malades.

3º Au contraire, en créant des comités de secours et de patronage, on multiplie le nombre des personnes qui s'intéressent à la lutte anti-tuberculeuse, on se crée de nouveaux concours, on augmente les ressources dont profiteront les malades et leurs familles. Les comités nouveaux auront leurs bureaux dans lesquels entreront certainement quelques personnes désireuses de faire réussir l'œuvre entreprise, elles auront un budget qn'elles s'efforceront d'alimenter par les cotisations des membres adhérents, par les produits retirés des fêtes de charité qu'elles organiseront, par les subventions qu'elles obtiendront des pouvoirs publics. Chacun sait en effet que s'il est relativement facile à une œuvre de bienfaisance d'obtenir une subvention modeste des pouvoirs publics, on rencontre les plus grandes difficultés à en faire élever le taux en raison des besoins sans cesse accrus. Il vaut mieux, pour cette raison, plusieurs organisations de bienfaisance ayant chacune un programme parfaitement défini et limité dans son action qu'une entreprise plus vaste qui échouerait presque fatalement parce que, ayant dispersé en poussières de secours des fonds insuffisants, elles n'arriverait qu'à démontrer son impuissance devant l'effort à accomplir.

Comment constituer les Comités de secours et de patronage ?

Dans le travail que nous avons plusieurs fois cité, M. le Docteur Tobé écrit : La création d'un Comité de patronage et de secours n'aurait pas de raison d'être dans le cas où l'organisation départementale anti-tuberculeuse serait assurée par une association « Comité Départemental » placée sous le régime de la loi du 1er juillet 1901. Il suffit en ce cas de former une commission d'assistance au sein de chaque Comité départemental, et de chaque comité local.

Nous ne pouvons partager ces points de vue.

Nos départements de l'Ouest ont tous une organisation anti-tuberculeuse placée sous le régime de la loi du 1er juillet 1901 ; nous ne pensons pas qu'il suffise de créer dans les divers comités une commission d'assistance pour rendre inutiles les comités de secours et de patronage. En effet les budgets mis à la disposition des dispensaires, juste suffisants pour assurer leur fonctionnement, ne s'en trouveraient pas augmentés, alors que si nous préconisons la création de Comités de secours et de patronage c'est précisément dans le but de nous donner des concours nouveaux et des ressources nouvelles, et d'autre part, nous allons montrer qu'il n'est pas absolument nécessaire, dans tous les cas, d'organiser, de toutes pièces, des comités nouveaux pour fonctionner en annexe de ces dispensaires, que des œuvres de bienfaisance déjà existantes peuvent parfaitement s'adapter à ces nouvelles fonctions. Nous ne pourrions incorporer ces œuvres, qui tiennent justement à leur autonomie, dans les conseils d'administration des comités locaux ou départementaux de préservation antituberculeuse.

Nous comprenons facilement qu'il y ait au sein du comité départemental de préservation antituberculeuse une commission d'assistance.

Son rôle serait d'encourager les initiatives privées, de confronter les résultats acquis par des méthodes différentes, de fournir à chaque dispensaire les documents qu'elle possède sur cette question de l'assistance aux tuberculeux, et s'il est possible de subventionner les œuvres qui lui paraîtraient plus particulièrement dignes d'intérêt, mais là se bornerait la mission de la Commission départementale.

Elle ne pourrait prétendre à jouer par elle-même ou par les filiales qu'elle pourrait créer dans les villes ou siège un dispensaire, le rôle qui nous semble dévolu aux comités de secours et de patronage. Toute l'action qu'on peut attendre de tels comités, est fonction de l'initiative, de l'activité, de la générosité de quelques personnes, et cette activité, cette initiative, cette générosité s'exerceront plus facilement dans un cadre familier, dans un milieu mieux connu et mieux observé. Le docteur Tobé cite dans son rapport cette phrase de miss Crowell : « Les personnes qui s'intéressent suffisamment aux œuvres anti-tuberculeuses pour donner de l'argent, des vêtements et d'autres nécessités s'intéresseront également, si on les approche comme il convient, à la discussion en commun des problèmes concernant les familles qu'elles essaient de secourir. De ce groupe, primitivement occupé des nécessités immédiates des familles privées de ressources, on peut espérer qu'il voudra pourvoir à d'autres nécessités et qu'il arrivera ultérieurement à créer un noyau d'où sortira une agence de secours organisés. » N'est-ce pas là le principe et le programme des Comités de secours et de patronage ?

Sous le bénéfice de ces observations, voyons comment peuvent se constituer ces comités.

Une première méthode qui nous paraît excellente est de se servir d'une œuvre de bienfaisance déjà existante, ayant ses statuts, ses membres participants, son budget, avec quelquefois un fond de réserve, et de l'adapter à cette nouvelle fonction. Il existe dans la plupart de nos villes sièges de dispensaires de telles sociétés de bienfaisance :

Sociétés de secours aux Blessés, inactives depuis la fin des hostilités, sociétés de préservation de l'enfance qui se limitent en général aux consultations de nourrissons, et qui pourraient étendre leur action en s'occupant des enfants vivant en milieu tuberculeux, sociétés de protection maternelle, mutualités scolaires, etc... ; nous donnerons à la fin de notre rapport, l'exemple d'un comité de secours et de patronage fondé par une section locale de l'Union des Femmes de France.

Si l'on ne peut compter sur le concours d'une société de bienfaisance déjà existante, le comité de secours et de patronage devra être créé de toutes pièces. Il se constituera sous le régime de la loi du 1er juillet 1901. Il définira son but, se votera des statuts, un règlement intérieur, un projet de budget et élira son bureau.

En tout cas, œuvre ancienne adaptée à une fonction nouvelle ou comité créé de toutes pièces, il ne devra pas s'écarter de quelques principes directeurs qui sont les suivants :

1° *Il doit limiter son action* et définir nettement à quelle forme d'assistance aux tuberculeux et aux familles de tuberculeux il entend consacrer ses efforts. Rien ne serait plus décevant que d'en faire une sorte de Bureau de bienfaisance distribuant au hasard des secours de toutes natures. Débordé par des demandes qu'il lui serait impossible de satisfaire, il n'interviendrait en réalité en rien dans la lutte méthodique contre la dissémination de la tuberculose.

Au contraire nous demandons que, dans la limite de ses possibilités budgétaires, son programme soit tracé, non seulement conformément aux besoins des familles nécessiteuses, mais aussi conformément aux besoins de la lutte prophylactique.

Exemple : Un société de préservation de l'enfance, prospère et active veut se constituer en comité de secours et de patronage pour le dispensaire de X. Cette œuvre possède un ouvroir où se confectionnaient des trousseaux de layettes pour nourrissons. Qu'elle se charge donc uniquement de pourvoir à des secours de linge et de vêtements distribués aux familles nécessiteuses, inscrites au dispensaire, et si elle le peut, au blanchissage et à la désinfection des linges contaminés.

Une société de secours aux blessés veut former un comité de secours et de patronage annexe d'un dispensaire, et distribuer des secours d'aliments. Qu'elle précise avant tout son but : fournir aux malades alités une alimentation convenable, fournir uniquement des secours de viande, nourrir les enfants dans des cantines scolaires, etc...

L'idéal à notre point de vue serait de multiplier ces comités en confiant à chacun une partie de l'œuvre d'assistance à accomplir. Il n'y a pas à craindre que la division du travail n'entraîne la dispersion des efforts, car nous poserons ce deuxième principe directeur.

2° Quel qu'il soit, quel que soit son but, quelles que soient ses ressources, le comité de secours et de patronage doit travailler en liaison étroite avec le dispensaire d'hygiène sociale.

Dans une réunion périodique à laquelle seront convoqués : 1° le conseil d'administration du dispensaire ; 2° les membres du bureau ou des comités de patronage ; 3° l'infirmière-visiteuse d'hygiène ; 4° le médecin directeur du dispensaire, les secours seront répartis après rapport de la visiteuse et avis du médecin-chef. Mention en sera faite sur un fichier spécial, et il sera bien entendu qu'aucune demande, adressée aux Comités de secours et de patronage directement par les familles, ne sera satisfaite qu'après avoir été examinée dans les formes régulièrement établies.

Nous n'avons pas la prétention d'examiner ici toutes les formes que pourra revêtir, sous l'impulsion des Comités de secours et de patronage, l'assistance aux tuberculeux et aux familles des tuberculeux. Ce seront suivant les cas :

Des secours de loyer ; si le dispensaire ne peut en distribuer, des secours alimentaires ;

Des secours de vêtements et de linge ;

Des secours de chauffage ;

Des bourses données aux enfants pour leur envoi dans des écoles de plein air ou des colonies de vacances ;

Des bourses données aux malades pour leur placement en sanatorium, si le placement gratuit est impossible ; des indemnités pour placement d'un nourrisson né d'une mère tuberculeuse, à la campagne dans une famille saine ;

Des secours sous forme de travail facile à exécuter à domicile.

Nous ne parlerons pas des secours en espèces. Ils sont formellement à déconseiller. En tous cas, ils ne doivent être donnés qu'à titre exceptionnel et ne pas être renouvelés.

On peut devant cet exposé, quel qu'incomplet qu'il soit, ressentir un peu de découragement et penser que malgré la constitution des comités de secours et de patronage, le sort des tuberculeux restera toujours aussi précaire, que les malades nécessiteux seront contraints pour les besoins de leur famille de travailler jusqu'à la limite de leurs forces, et qu'à l'usine, à l'atelier, dans la famille, ils resteront des semeurs de bacilles et des facteurs de nouvelles contagions. Nous pensons que le problème de l'assistance aux tuberculeux est difficile à résoudre, il ne doit pas cependant être considéré comme absolument insoluble. Un grand pas sera fait lorsqu'il existera un statut légal du tuberculeux, lorsque chaque malade recevra la place qui lui convient, lorsque chaque famille sera légalement assistée quand elle se trouvera privée du travail de son chef. Les projets de loi dont nous avons parlé au début de cet exposé, les projets de loi sur les assurances sociales nous permettent d'entrevoir un avenir plus favorable pour la lutte contre la diffusion de la tuberculose. La constitution des comités de secours et de patronage que nous préconisons ne peut être considérée que comme un palliatif. Si leur utilité en matière d'assistance et de secours n'est pas douteuse, leur participation à la propagande antituberculeuse et à l'éducation hygiénique du public rend encore leur formation plus désirable.

Nous terminons ce modeste travail en donnant comme exemple de comité de secours et de patronage, agissant en annexe d'un dispensaire, l'œuvre accomplie à Lannion par la section locale de l'Union des femmes de France.

Le Comité Lannionnais de « l'Union des Femmes de France », désireux de collaborer à la lutte anti-tuberculeuse dans les écoles publiques de la ville, a décidé :

1º De chercher à soumettre à la surveillance du dispensaire le plus grand nombre d'enfants possible. Il a obtenu l'autorisation de M. l'Inspecteur d'Académie, de M. l'Inspecteur Primaire, de M. le Directeur et de Melle la Directrice des écoles de filles et de garçons, de faire conduire par des maîtres et des maîtresses des groupes d'enfants à la consultation du dispensaire anti-tuberculeux.

2º Le Comité a essayé de compléter d'une façon rationnelle l'alimentation des enfants les plus nécessiteux, signalés par le dispensaire pour être particulièrement les objets de sa sollicitude.

Chaque enfant reçoit chaque jour un œuf gobé cru sous la surveillance d'un maître ou d'une maîtresse, et une fois la semaine, un repas complet composé de soupe, viande, légumes et d'un peu de vin coupé d'eau.

Ce repas est préparé à la cantine de l'école maternelle autorisée par M. le Maire de Lannion à prêter son concours. Le nombre des enfants secourus a été de 25 à 30 pour l'année 1922. Les dépenses, qui varient de 250 à 350 francs par mois, sont couvertes par les cotisations des membres actifs de l'« Union des Femmes de France », par une subvention de 500 francs de la municipalité, par le produit d'une fête de bienfaisance organisée par cette société.

On voit qu'il y a dans l'œuvre accomplie par la Section Lannionnaise de l'Union des Femmes de France tout ce que nous demandons au Comité de secours et de patronage.

1º Limiter leur action pour qu'elle puisse être régulière et continue. Ne pouvant donner des secours en aliments à tous nos tuberculeux ni même à tous les enfants de tuberculeux, ces dames ont demandé à secourir les malingres désignés par le dispensaire, mais à le faire toute l'année.

2º Liaison étroite avec le dispensaire puisque c'est celui-ci qui désigne les enfants à secourir.

3° Œuvre de patronage et de propagande pour le dispensaire puisque les enfants, en grand nombre sont amenés à la consultation du dispensaire, examinés et triés.

4° Véritable enseignement d'hygiène alimentaire pratique, quand on songe que plusieurs des petits protégés de l'U. F. F. n'avaient jamais goûté aux œufs ni à la viande, et que dans la suite on a pu constater que plusieurs familles offraient elles-mêmes des œufs destinés à être pris le matin par les enfants non secourus.

L'U. F. F. de Lannion, et sa distinguée présidente, Madame Yves Lefèvre ont été pour notre dispensaire des auxiliaires dont nous apprécions chaque jour davantage l'aimable et dévouée collaboration.

Le Fichier Central
PAR LE MAJOR J. DUFFIELD

1° Fichier médical

OBJET DU FICHIER

Le Fichier Central Médical tel qu'il a été organisé dans quelques départements de France par la Mission Rockefeller, n'est qu'un trait d'union entre les différents établissements qui s'occupent d'une phase ou l'autre de la lutte antituberculeuse.

Le Fichier a pour but d'assurer qu'aucun tuberculeux ne sera laissé sans soin ou sans surveillance. Le motif qui nous a poussé à l'organiser est basé sur la thèse qu'un tuberculeux, connaissant sa maladie, recevant des soins médicaux (privés ou publics, surveillés dans ce dernier cas par les visiteuses d'hygiène), est un danger beaucoup moins grand pour la société qu'un autre tuberculeux qui, ignorant la vraie « cause » de sa maladie, reste sans surveillance médicale ou sociale, et ne prend aucune précaution, semant autour de lui la contagion.

Telle que nous l'avons conçue, l'organisation de ce service est départementale, mais son champ d'action est à la fois intra- et inter-départementale. Le Fichier Central est organisé par l'Office ou le Comité départemental antituberculeux, sous la surveillance de l'Inspecteur départemental d'Hygiène. Il sera, de préférence, installé dans les bureaux de l'Inspection départementale d'Hygiène.

FONCTIONNEMENT DU FICHIER CENTRAL MÉDICAL

Pour le fonctionnement du Fichier, on emploie une série de fiches — une principale et plusieurs auxiliaires. La fiche principale, forme F C 1 a, est une carte mesurant douze centimètres et-demi sur vingt centimètres. Elle porte au recto, en tête, les nom et prénoms du malade, son âge, son sexe et sa profession, son adresse (avec quelques espaces pour tenir compte des changements d'adresse) et quelques indications sur la forme de tuberculose. La moitié inférieure est réglée horizontalement, ces lignes sont divisées en cinq colonnes portant les en-têtes suivantes : Dates, Groupe, Déclaré par, Observations et B. T.

Les fiches auxiliaires sont imprimées sur papier ordinaire, et mesurant dix centimètres et demi sur treize centimètres et demi. Elles sont au nombre de dix. Elles portent chacune les nom et prénoms, sexe, date de naissance et profession du malade, son adresse et la forme de tuberculose dont il est atteint. Elles diffèrent l'une de l'autre dans leur texte et dans leur mode d'emploi. Elles répondent aux besoins suivants :

FORME	N°	UTILITÉ	MODE D'EMPLOI
F. C.	4	Notification du diagnostic d'un cas de tuberculose.	Envoyé par les dispensaires et les hôpitaux au Fichier Central.
F. C.	5	Avis de la sortie du dispensaire d'un tuberculeux.	Envoyé par les dispensaires au Fichier Central.
F. C.	6	Avis de la réadmission au dispensaire d'un ancien tuberculeux.	Id.
F. C.	7	Avis du changement d'adresse d'un tuberculeux surveillé par le dispensaire et restant dans le secteur desservi par le dispensaire.	Id.
F. C.	8	Avis de l'entrée d'un tuberculeux à l'hôpital ou au sanatorium.	Envoyé par les hôpitaux ou les sanatoriums au Fichier Central.
F. C.	9	Avis de la sortie d'un tuberculeux d'un hôpital ou d'un sanatorium.	Envoyé par les hôpitaux ou les sanatoriums au Fichier Central.
F. C.	2	Avis de l'entrée d'un tuberculeux à l'hôpital ou au sanatorium.	Envoyé par le Fichier Central au dispensaire où le malade a été soigné antérieurement.
F. C.	2	Avis de la sortie d'un tuberculeux de l'hôpital ou d'un sanatorium.	Envoyé par le Fichier Central au dispensaire où le malade a été soigné antérieurement.
F. C.	10	Avis du changement d'adresse d'un tuberculeux.	Envoyé par le Fichier Central au dispensaire desservant la circonscription dans laquelle le malade s'est rendu, s'il reste dans le même département; sinon la fiche est envoyée au Fichier Central Médical de l'autre département ou quand il n'y en-a pas au Préfet pour être remise à l'Inspecteur départemental d'hygiène.

La fiche Forme F C 12 (remplaçant le n° 11 qui a été supprimé) est employée par le Fichier Central pour s'assurer, dans l'absence de l'arrivée d'une fiche d'admission ou de réadmission, qu'un tuberculeux, qui a été signalé au dispensaire, a été réellement suivi ; et aussi pour connaître à ce moment, l'état des relations entre le dispensaire et le malade et sa famille.

Le fonctionnement du Fichier est des plus simples. Si un tuberculeux est diagnostiqué dans un dispensaire ou dans un hôpital, une notification (F C 4) est envoyée au Fichier. On fait des recherches dans le Fichier, où les cartes sont rangées alphabétiquement, pour voir si le cas a été signalé antérieurement ou non. Si non, la fiche « F C 1 a » est dressée d'après les renseignements de la fiche F C 4. La date du diagnostic est portée dans la colonne 1 de la partie inférieure ; l'abréviation « Disp. » ou « Hosp. » dans la colonne 2 ; le nom de l'établissement dans la colonne 3 ; l'observation « Diagnostiqué » est portée dans la colonne 4 ; la colonne 5 est laissée en blanc momentanément et la date est inscrite plus tard, quand un examen de crachat, positif ou négatif, est signalé.

On procède de la même façon dans le Fichier au reçu des autres fiches.

De plus, s'il s'agit de l'entrée dans un hôpital ou dans un sanatorium ou de la sortie d'un de ces établissements, ou encore s'il s'agit d'un changement d'adresse d'un tuberculeux, le Fichier Central envoie au dispensaire desservant la circonscription de ou dans laquelle le malade est venu, la propre fiche F C 2, 3 ou 10 suivant le cas.

Il y a peut-être parmi vous plusieurs personnes qui se demandent : « A quoi bon tout cela ? » Voici un exemple : le Fichier Central Médical de la Seine, organisé à l'Office Public d'Hygiène Sociale, n'a pu obtenir jusqu'ici la collaboration officielle du Bureau de l'Assistance publique qui, comme vous le savez, a le contrôle des hôpitaux publics. Pour les informations concernant les tuberculeux quittant ces hôpitaux, nous avons été forcé de nous contenter de la collaboration des Visiteuses du Service Social à l'hôpital, qui a été organisé et est actuellement dirigé par Mlle Noufflard. Ce service ne fonctionnait à la fin de l'année que dans sept hôpitaux traitant les tuberculeux. Cependant, pendant la période de sa collaboration avec le Fichier, ce service lui a signalé 1.527 cas quittant les sept hôpitaux desquels il s'occupait. Parmi ces 1.527 cas 1316, soit 86, 2 %, étaient préalablement inconnus au Fichier et, par conséquent, dans les dispensaires.

2° Fichier d'Assistance

Nous ne nous sommes occupés que très superficiellement du Fichier d'Assistance, mais je tâcherai néanmoins de vous expliquer le fonctionnement du Fichier Central d'Assistance et d'Aide Sociale de la Région Parisienne, 14, rue de Richelieu, Paris.

Avant de commencer, je désire vous dire que Mlle Grillot, la Directrice, sera très heureuse de montrer le Fichier en opération aux personnes qui s'intéressent à cette question.

Comme pour le Fichier Médical, le fonctionnement du Fichier d'Assistance est très simple. Pour cela, on emploie cinq fiches différentes, dont trois : une principale : *Fiche d'identité* et deux supplémentaires : *Fiche de Référence et Fiche de Rue*, imprimées sur carton bristol, sont tenues dans le Fichier. Les deux fiches auxiliaires imprimées sur papier ordinaire, la première, fiche dite *Demande de renseignements*, est adressée au Fichier par les œuvres adhérentes, et la deuxième, sous forme de lettre, est envoyée par le Fichier aux œuvres s'occupant déjà d'une famille, pour les aviser qu'une autre œuvre s'intéresse à ces personnes. Toutes les fiches, sauf celle qui a la forme de lettre, ont une largeur de 10 centimètres et une longueur de 15 centimètres.

L'enquêteuse de chaque œuvre adhérente au Fichier est pourvue d'un bloc de fiches : *Demandes de renseignements*. Lorsqu'on lui signale une famille qui doit être secourue, elle établit — en double au moyen d'un papier gras — une de ces feuilles, donnant le nom de famille ; le prénom de l'homme ; le nom de jeune fille de la femme ; le prénom de la femme ; l'adresse ; les noms et âges des enfants ; la profession ou le métier de l'homme et de la femme ; et finalement le nom de l'Œuvre demandant des renseignements et la date de la demande. Le quart inférieur de cette fiche est laissé en blanc, cette partie étant réservée à la réponse donnée par le Fichier.

La feuille est envoyée au Fichier. Quant elle y parvient, on fait immédiatement des recherches et, s'il s'agit d'une famille qui n'a pas été antérieurement enregistrée, la réponse suivante est timbrée à la place réservée sur la feuille : *Demande de renseignements* et ladite feuille est retournée de suite à l'envoyeur.

« Ce nom n'a pas été trouvé dans le Fichier mais il est maintenant enregistré. Nous vous tiendrons au courant des œuvres auxquelles cette famille s'adressera désormais. Elles vous demanderont peut-être informations et conseils. »

On établit ensuite, dans le Fichier Central, une *fiche d'iden-*

tité sur laquelle sont transcrits les renseignements donnés dans la fiche *demande de renseignements*. Dans l'espace qui a été réservé à cet usage, le nom de l'œuvre faisant la demande est inscrit. Le nom de famille est ajouté à la liste des familles assistées à cette adresse sur la *fiche de rue*, ou bien une nouvelle fiche est dressée pour cette adresse, s'il n'y en avait pas avant. Une fiche de rue n'est qu'une carte blanche, de dimension 10 sur 15 centimètres, portant en tête l'adresse et ensuite la liste des familles enregistrées au Fichier, donnant cette adresse.

Si la famille a été enregistrée, le nom et l'adresse des œuvres s'en occupant déjà, sont imprimés au moyen de tampons sur la feuille de demande, qui est également retournée de suite à l'expéditeur, portant une note, comme par exemple celle-ci :

« Cette famille est enregistrée par :

Œuvre X, 87 Boulevard Pasteur

Œuvre Y, 18 Rue de Crimée

que nous prévenons par le même courrier.

Vous pourriez en obtenir des renseignements. »

Le nom de l'Œuvre faisant la demande est ajouté à la liste des Œuvres s'intéressant à la famille sur la *fiche d'identité*.

En même temps, la seconde fiche auxiliaire — la forme de lettre dont j'ai parlé tout à l'heure — est envoyée aux Œuvres X et Y leur disant :

« Vous avez signalé en   mois   1918 au Fichier Central la famille Guérin Jean, adresse, 28 rue de Versailles, 16e.

Or, nous avons reçu aujourd'hui une demande de renseignements qui nous a été adressée par l'Œuvre L, 11 rue Royale, et qui concerne la famille. Cette Œuvre a été informée par nous que vous connaissiez la dite famille et vous demandera peut-être des renseignements et des conseils. Ayez l'obligeance de les adresser, non pas au Fichier Central, mais directement à l'œuvre qui vous consulte.

Conservez cette feuille. Regardez les renseignements qui y sont inscrits comme confidentiels et ne devant servir que dans l'intérêt de la famille. »

Comme le Fichier Central Médical, le Fichier Central d'Assistance ne groupe pas les dossiers. Il se contente de mettre en rapport les uns avec les autres, les œuvres ou les bienfaiteurs, qui, groupés autour de lui, ont résolu d'échanger les renseignements qu'ils possèdent, de coordonner leurs efforts et de l'organiser, afin d'éviter des pertes d'argent par suite de double emploi, et des pertes de temps par suite d'enquêtes répétées et inutiles.

Table